PERI MENO PAUSE

VANESSA BLUMHAGEN

PERI MENO PAUSE

VANESSA BLUMHAGEN

ZU ALT FÜR PUBERTÄT, ZU JUNG FÜR WECHSELJAHRE

Gewichtszunahme, Stimmungsschwankungen, Zyklusprobleme, Schlafstörungen & Co. sind in Ihrem Alter nicht normal

mvgverlag

Bibliografische Information der Deutschen Nationalbibliothek
Die Deutsche Nationalbibliothek verzeichnet diese Publikation in der Deutschen Nationalbibliografie. Detaillierte bibliografische Daten sind im Internet über https://dnb.de abrufbar.

Für Fragen und Anregungen
info@m-vg.de

Wichtiger Hinweis
Dieses Buch ist für Lernzwecke gedacht. Es stellt keinen Ersatz für eine individuelle medizinische Beratung und Ernährungsberatung dar und sollte auch nicht als solcher benutzt werden. Wenn Sie medizinischen Rat einholen wollen, konsultieren Sie bitte einen qualifizierten Arzt. Der Verlag und die Autorin haften für keine nachteiligen Auswirkungen, die in einem direkten oder indirekten Zusammenhang mit den Informationen stehen, die in diesem Buch enthalten sind.

Originalausgabe
1. Auflage 2026

Türkenstraße 89
80799 München
Tel.: 089 651285-0

Redaktion: Petra Holzmann
Umschlaggestaltung: Maria Verdorfer
Umschlagabbildung: Michael de Boer
Satz: Satzwerk Huber, Germering
Druck: ScandBook, Litauen
Printed in the EU

ISBN Print 978-3-7474-0775-2

Inhalt

»Man braucht nichts im Leben zu fürchten,
man muss nur alles verstehen.«
Marie Curie

Vorwort von Dr. Susanne Esche-Belke

Dieses Buch beginnt dort, wo viele Gespräche enden: bei Frauen, die spüren, dass sich etwas verändert – und dennoch hören, alles sei »noch normal«. Die Periode ist da. Die Blutwerte sind unauffällig. Das Leben läuft weiter. Und trotzdem fühlt sich der Körper anders an: weniger belastbar, schlafloser, reizbarer, müder. Als würde alles mehr Kraft kosten als früher.

Für viele Frauen markieren die Jahre ab etwa 35 keinen klaren Einschnitt, sondern eine leise, schleichende Verschiebung. Der hormonelle Rhythmus verändert sich. Der Blutzucker reagiert sensibler. Stress wirkt intensiver. Muskelmasse schwindet schneller. Die Schilddrüse wird empfindlicher. Nichts davon ist eingebildet. Es ist auch keine Schwäche – es ist Biologie.

Vanessa Blumhagen nimmt diese Erfahrungen ernst – und gibt ihnen in ihrem neuen Buch endlich Raum. Locker, charmant und unterhaltsam, wie Leserinnen es bereits aus ihren Bestsellerbüchern kennen, verbindet sie aktuelle Gesundheitsthemen mit fundierter Recherche und alltagsnaher Klarheit.

Sie zeigt, wie Frauen selbstbewusst und informiert durch die wichtige Lebensphase der Perimenopause gehen können – unterstützt von gut umsetzbaren Impulsen – und motiviert sie, selbstbewusste, fundierte Entscheidungen für ihre Gesundheit zu treffen.

Als Journalistin, Autorin und Gesundheitscoach schreibt sie aus der Perspektive einer Frau, die persönliches Erleben mit aktuellem Wissen verbindet. Mit Klartext und Empathie teilt sie ihre eigenen Erfahrungen und übersetzt fundierte Fakten in alltagstaugliche Lösungen.

Dieses Buch räumt mit dem Mythos auf, dass Beschwerden überhaupt erst dann »zählen«, wenn die Menopause offiziell erreicht ist. Es erklärt, warum Symptome real sind – auch wenn sie häufig nicht ernst genommen werden – und warum es klug ist, früh hinzusehen, statt abzuwarten.

Ernährung, Stressregulation, stabile Blutzuckersteuerung, gezielter Muskelaufbau, die Rolle der Schilddrüse und ein sachlicher Blick auf die Hormonsubstitution werden hier als ganzheitliche Werkzeuge vermittelt, mit denen Frauen ihr Wohlbefinden selbstbestimmt und informiert steigern können.

Der Ton dieses Buches ist offen, ermutigend und undogmatisch. Es will keine Angst machen, sondern Orientierung geben. Keine schnellen Versprechen, sondern praktikable Schritte. Vor allem aber vermittelt es die Botschaft: »Du bildest dir nichts ein. Du bist nicht zu sensibel. Es gibt Lösungen.«

Die Perimenopause ist kein Tabu, sondern ein natürlicher, medizinisch erklärbarer Lebensabschnitt – und zugleich eine Einladung, sich selbst früher ernst zu nehmen. Dieses Buch möchte stärken, Wissen zugänglich machen und Mut geben, die Verantwortung für den eigenen Körper zu übernehmen: informiert, vorausschauend und ohne Scham.

Zu alt für die Pubertät, zu jung für die Wechseljahre – jetzt ist der richtige Zeitpunkt hinzuhören.

Dr. med. Susanne Esche-Belke

Vorwort

Wissen Sie, was der *Female Health Gap* ist? Er bezeichnet den Unterschied, wie körperliche Symptome und Krankheiten von Frauen im Gegensatz zu denen von Männern ernst genommen und erforscht werden. Und genau hier zeigt sich das Problem: Männer werden von der medizinischen Forschung bevorzugt! Die Wissenschaft weiß über 37-mal mehr über die Prostata als über die Perimenopause. Das kann man selbst schnell erkennen, wenn man bei PubMed (öffentlich zugängliche Sammlung internationaler, medizinischer Studien) die Anzahl der Studien vergleicht: 262.000 zum Thema Prostata, 7000 zur Perimenopause.[1] Krass, oder? Hätten Männer mit Mitte 30 plötzlich reihenweise Schlafstörungen, depressive Verstimmungen, Kopfschmerzen, Gewichtszunahme, schlimmste Konzentrationsstörungen und viele andere lebensverändernde Einschränkungen, dann sähe das Ganze bestimmt anders aus. Und Sie würden beim Arzt nicht zu hören bekommen: »Sie bilden sich das nur ein!« Oder: »Das ist alles psychisch.« Oder noch besser: »So ist es halt, wenn man alt wird.« Wenn Männer die gleichen Symptome hätten wie Frauen, würde man sie ernst nehmen, es gäbe Aufklärungsprogramme bei den Krankenkassen, in Praxen hingen Infoplakate und Sie müssten nicht um jede Blutwertmessung kämpfen. Ich finde: Es ist an der Zeit, dass sich das ändert.

Vor 14 Jahren habe ich das Thema »Hashimoto« nach Deutschland gebracht. Das heißt, die Erkrankung war schon da und Millionen Menschen – vor allem Frauen – waren betroffen. Aber bei den Ärzten? Blanke Ahnungslosigkeit. Mein Buch *Jeden Tag wurde ich dicker und müder*, die dazugehörigen Auftritte im TV, in Interviews in Zeitschriften und Zeitungen haben damals so viele Menschen erreicht, dass die Mediziner sich nach und nach informieren *mussten*. Vielleicht schaffen wir es auch mit diesem Thema, der Perimenopause, diejenigen wachzurütteln, die uns Frauen helfen, uns zuhören und uns ernst nehmen sollten. Die Frauen- und Hausärzte sowie die Endokrinologen und Nuklearmediziner. Denn ihr Job ist es aufzuhorchen, wenn wir mit den typischen Symptomen dieser Phase ab Mitte 30 bei ihnen vorstellig werden und um Hilfe bitten.

»Wir sind 9 Millionen« ist eine Initiative, die sich für mehr Unterstützung der deutschen Bundesregierung für Frauen in den Wechseljahren engagiert. Laut Statistischem Bundesamt leben in Deutschland rund 10,5 Millionen Frauen im Alter zwischen 30 und 49 Jahren.[2] Wenn wir davon ausgehen, dass auch Frauen Anfang 50 noch teilweise in der Perimenopause sind, würden wir die Menopause-Mädels in der Zahl der Betroffenen noch toppen … Aber bevor wir uns jetzt vor dem Reichstag verabreden und für unsere Rechte auf die Barrikaden gehen, würde ich vorschlagen, dass ich Sie erst einmal mit einer geballten Ladung Wissen versorge. Damit diskutiert es sich erstens beim Arzt besser, und zweitens wollen wir Sie ja auch erst mal wieder auf die Beine und zurück zu Ihrem Wohlbefinden bringen, bevor wir alle zusammen in den Gesundheits-Gleichberechtigungskampf ziehen. Einverstanden? Perfekt! Dann legen wir los!

Viel Spaß bei der Lektüre, gute Erkenntnisse und herzliche Grüße

Ihre
Vanessa Blumhagen

Kapitel 1

Perimenopause – was ist das genau?

Noch vor vier, fünf Jahren kannte in unseren Gefilden kaum einer das Wort »Perimenopause«. Da war klar: Um die 50 wird bei der Frau die Regel seltener und kürzer, bis sie endgültig verschwindet. Dann ist sie in den sogenannten »Wechseljahren« oder in der »Menopause«. Davor gibt es die »Pubertät« im Teenageralter als hormonelle Umstellungsphase – und das war's dann auch! Leider stimmt das nicht ganz. Ich sehe es täglich bei meinen Klientinnen: Schon mit Mitte (bei einigen sogar schon mit Anfang) 30 beginnt das Chaos bei den Hormonen. Und damit wird nicht nur die Regel unregelmäßig oder unerträglich, sondern auch die Psyche, das Gewicht, die Fruchtbarkeit, die Freundschaften, der Job, die Partnerschaft – das ganze Leben gerät aus den Fugen! Gefühlt von jetzt auf gleich. Und die Methoden, die all die Jahre super funktioniert haben, bringen nichts mehr: eine Diät, das Wochenende zu Hause auf dem Sofa verbringen, mal richtig ausschlafen, eine Saftkur, ein bisschen weniger Alkohol, Zucker weglassen, eine neue Gesichtscreme, zum Frühstück nur einen doppelten Espresso runterschütten – all das hat von jetzt auf gleich plötzlich null Wirkung. Also rafft man sich auf und macht einen Termin beim Frauenarzt. Als Kassenpatientin kann das gern ein paar Monate dauern, bis man dem endlich gegenübersitzt.

Und der Klassiker, den die Frauen dann von Gynäkologen zu hören bekommen: »Sie sind zu jung für hormonelle Probleme. Essen Sie weniger und bewegen Sie sich mehr!« Ach ja, das sind die Tipps, die noch niemandem bei irgendetwas auch nur irgendwie weitergeholfen haben. Der Grund für diese Aussage ist, dass die wenigsten Ärzte im Studium je etwas von der Perimenopause gehört haben. Das ändert sich gerade – zum Glück! Aber lassen Sie sich schon jetzt eines sagen: Das gern genutzte Argument, dass Sie noch Ihre Regel oder einen regelmäßigen Zyklus haben und deswegen nicht in der Perimenopause sein können, ist falsch! Punkt.

Ich muss sagen, ich hatte mit Mitte 30 wirklich Glück, dass sich eine Heilpraktikerin meinen Progesteronwert im Zusammenspiel mit der Schilddrüse angeschaut hat (ich habe Hashimoto). Der Wert war komplett im Keller. Dank meines großartigen Hausarztes bekam ich zügig eine Progesteroncreme und war ganz erstaunt, wie mein Stoffwechsel plötzlich abging. Aber dazu mehr im dazugehörigen Kapitel (ab Seite 25). Wir kümmern uns jetzt erst mal um die offizielle Definition der Perimenopause.

Und da geht es schon mal gut los: Die *eine* Perimenopause gibt es nämlich gar nicht! Wir sprechen über zwei *Phasen* im Leben einer Frau. Die erste beginnt noch in den *späten fruchtbaren* Jahren, also ab Anfang 30, wenn der Zyklus noch regelmäßig ist. Aber der Eisprung findet schon nicht mehr in jedem Zyklus statt, und die Hormonveränderungen beginnen still, leise und heimlich im Hintergrund. Hier kommen die ersten kleinen Zipperlein zum Vorschein, die man gern auf Stress schiebt – und, kleiner Spoiler: Der spielt auch tatsächlich eine entscheidende Rolle in dieser Zeit! Plötzlich bekommt man PMS-Symptome (Brustspannen, Wassereinlagerungen, Stimmungstiefs, Kopfschmerzen/Migräne usw. rund um die Periode), die ersten Probleme beim Schlafen tauchen auf, die Blutung wird stärker und länger, der Stoffwechsel schwächelt, die Schilddrüse fängt plötzlich an, Probleme zu machen – es treten einfach viele kleine, unbekannte Symptome auf. Aus dem Nichts. Einige gehen wieder, andere nisten sich hartnäckig ein. Und so langsam schwant einem: Irgendwas stimmt nicht mit mir.

Diese sogenannte *Prämenopause* kann mehrere Jahre dauern und mündet in die *Perimenopause*. »Peri« bedeutet auf Griechisch »um« oder »herum« – also um die Zeit vor der Menopause herum. Da haben wir sie! Die Perimenopause beginnt circa acht Jahre vor der letzten Regelblutung, also je nachdem irgendwann in den frühen oder mittleren Vierzigern.

Jetzt fahren die Symptome richtig Achterbahn. Das volle Programm wird aufgefahren: Gewichtszunahme, Ängste, Konzentrationsstörungen, juckende Ohren (kein Spaß!), Vergesslichkeit, Himmelhoch-jauchzend-zu-Tode-betrübt-Phasen, Schwindel, Herzrasen, mehr Falten … Die ausführliche Liste finden Sie im nächsten Kapitel.

Wir Frauen müssen also nicht bis zum Ausbleiben der Regel warten, damit es uns so richtig schlecht geht – wir können das volle Paket Unwohlsein schon Jahre, manche sogar Jahrzehnte früher bekommen. Aber keine Sorge, nach der Lektüre dieses Buches wissen Sie, wie Sie zurück zu sich selbst und Ihrem Wohlbefinden kommen.

Nur kurz etwas Organisatorisches: Ich schlage vor, wir einigen uns für den Rest des Buches auf den Begriff Perimenopause, wenn wir die Zeit der zwei Phasen Prämenopause und Perimenopause meinen. Sonst sind wir irgendwann alle komplett verwirrt, wenn wir ständig zwischen *Prä* und *Peri* hin und herspringen. Einverstanden?

Zum Schluss dieses Kapitels noch etwas Positives: Eine *Nebenwirkung* der Perimenopause kann sein, dass Sie sich nicht mehr die Butter vom Brot nehmen lassen, Ihre Grenzen klar setzen, anfangen, Ihre Wahrheit auszusprechen, Nein sagen lernen, für sich selbst einstehen und null Toleranz denen gegenüber walten lassen, die Ihnen Ihren inneren Frieden abspenstig machen wollen. Das ist meine und die Erfahrung vieler, vieler Frauen. Allerdings ist das auch der Grund, warum viele Partnerschaften in dieser Zeit in die Brüche gehen. Oder zumindest auf eine harte Probe gestellt werden. Auch hier kann ich aus eigenem Erleben sprechen. Denn wir Frauen akzeptieren in dieser Phase der hormonellen Umstellung unnötige Stressfaktoren noch weniger als in den Jahren zuvor. Das liegt an …

- … der erhöhten Sensibilität für Dinge, die uns früher komplett egal waren. Sinken Progesteron, Östrogen, Testosteron und DHEA, spüren wir Stress mehr als jemals zuvor. Und eben auch den, den der Partner und die Partnerschaft in uns auslösen. Sie bilden sich das also nicht ein, Sie leben gerade in einem biologischen Ausnahmezustand.
- … dem Absinken von Östrogen, unserem *Care*-Hormon. Östrogen macht uns fürsorglich, einfühlsam, empathisch und auch kompromissbereit. In der späteren Phase der Perimenopause schaltet unser Gehirn mehr auf Eigenschutz. Bedürfnisse der anderen werden nicht mehr über die eigenen gestellt.
- … Schlafmangel, Hitzewallungen, depressiven Verstimmungen, Gewichtszunahme und vielem mehr. Denn wenn wir im (hormonellen) Dauerausnahmezustand leben, ist wenig Platz für Intimität. Der Mann hält seine Frau plötzlich für abweisend oder kalt. Dabei muss sie erst mal wieder mit sich

selbst zurechtkommen. Vielleicht hilft dieses Buch auch, die Männer aufzuklären und so ihren Frauen mehr Verständnis entgegenzubringen.

11 hilfreiche Wahrheiten, um gut durch die Perimenopause zu kommen

Es gibt in unserem Leben noch mehr als Hormone, Verdauung und die Zahl, die anzeigt, wie viel wir wiegen. Unser Selbstverständnis als Frau, zum Beispiel. Auch das ändert sich während der Perimenopause. Aber vielleicht anders, als Sie erwarten.

Hier mal ein etwas anderer Ansatz, um in sich geborgen und gelassener durch diese Jahre zu kommen.

1. Diese Zeit wird viel härter, wenn Sie im Überlebensmodus sind. Wenn sich Ihr Nervensystem allerdings sicher fühlt, dann kommen Sie besser durch, glauben Sie mir. Ich habe mich in der Perimenopause aus einer toxischen Beziehung gelöst – und plötzlich wurde alles leichter.
2. Diese Phase Ihres Lebens ist nicht der Anfang vom Ende! Sie befinden sich nun in einer Ära der neuen Wahrheit sich selbst gegenüber, der weiblichen Weisheit und Intuition. Vertrauen Sie darauf!
3. In Japan wird die Menopause (so weit sind wir noch nicht, ich weiß!) *Konenki* genannt: Das steht für *Erneuerung*, *Jahre* und *Energie*. Wir stehen also nur einen Schritt vor einem großen, neuen Lebensabschnitt.
4. Bei vielen alten oder auch indigenen Völkern werden die Frauen ab der Mitte des Lebens (und da ist man heutzutage

mit spätestens 40) zu Heilerinnen, zu Weisen, zu Anführerinnen. Lassen Sie sich nicht einreden, die besten Jahre wären vorbei! Ganz im Gegenteil! Wer möchte schon all die Kämpfe unserer Zwanziger noch mal durchleben? Genießen Sie Ihre Weisheit und bleiben Sie gelassen!

5. Verbindung, Freundschaften und Familie sind wie Medizin. Das weibliche Nervensystem wird vom Kuschelhormon Oxytocin geleitet. Das senkt Cortisol, also Stress, verbessert die Immunabwehr und stabilisiert unsere Laune. (Weibliche) Gemeinschaft trägt uns Frauen besser durch schwierige Zeiten.
6. Die Perimenopause fühlt sich oft wie ein Spiegel der Pubertät an. Die Hormone verändern sich und genauso auch unsere Identität. Als Teenagerinnen haben wir irgendwann gelernt, uns einzufügen, nicht aufzufallen und wollten unbedingt dazugehören. Das ging nicht ohne innere Konflikte vor sich. Jetzt können diese Wunden wieder aufbrechen – und vielleicht ist nun die geeignete Zeit, das alte Bild von uns, das wir angenommen haben, abzuschütteln und ganz wir selbst zu sein. Ob Sie das allein machen oder sich Hilfe holen, bleibt dabei ganz Ihnen überlassen.
7. Gerade in einer Phase, in der sich gefühlt alles verändert, fängt man oft erst an, das schätzen zu lernen, was uns ausmacht. Wir haben in dieser Welt verlernt, unsere Weiblichkeit zu feiern. Den Beginn allen Lebens. Selbst wenn Sie keine Kinder haben, spüren Sie in diese Kraft hinein und vertrauen Sie Ihrem inneren Wissen.
8. Der eigene Glaube (muss nicht religiös sein) hat einen immensen Einfluss auf unseren Körper. Hören Sie in sich hinein: Was erzählen Sie sich selbst den ganzen Tag über Ihren

Körper, Ihren Charakter, Ihr Leben? Ändern Sie den Ton, wenn Sie nicht freundlich zu sich selbst sind. Meist sind wir mit uns selbst strenger als mit jedem anderen Menschen auf der Welt. Ändern Sie das, und Ihr Leben wird leichter, heller und schöner.

9. Auch wenn es gerade schwerfällt: Sie können mir glauben, dass Sie sich all die Symptome und Veränderungen in Ihrem Leben nicht einbilden, dass Sie sich nicht zusammenreißen müssen und dass nicht alle anderen da besser durchkommen. Lassen Sie sich das von keinem Arzt, keinem Mann in Ihrer Familie oder der Schwiegermutter einreden. Das, was Sie fühlen und erleben, ist echt – und es gibt Hilfe!
10. Es kann sein, dass Sie plötzlich das Gefühl bekommen, Ihre Wahrheit, Ihre Bedürfnisse oder Dinge, die Sie schon immer gestört haben, aussprechen zu wollen. Denn wenn Sie das nicht tun, bekommen Sie Bauchschmerzen oder Ihr Unterleib meldet sich. Bei manchen fängt auch die Schilddrüse an, Probleme zu machen, wenn man immer weiter herunterschluckt, was eigentlich gesagt werden müsste. Machen Sie das endlich! Trauen Sie sich! Stehen Sie für sich ein!
11. Auch wenn es Ihnen jetzt vielleicht noch nicht so vorkommt: Diese Zeit ist eine Chance. Ein Neubeginn. Eine Besinnung auf das Wesentliche und unseren tiefen, inneren Kern. Lassen Sie sich darauf ein – es könnte spannend werden.

Typische und untypische Perimenopausen-Symptome

Ich habe sie alle gesammelt: die seltsamen Sachen, die auftauchen, wenn wir Frauen in die Hormonumstellung kommen. Ich habe Ärzte und Heilpraktiker gefragt – und ganz viele Betroffene. Und dann alles aufgeschrieben. Sie werden sich in so vielem wiederfinden, was nun aufgeführt ist. Machen Sie Kreuze oder Herzen an die Symptome, die Sie auch haben. Seien Sie gewiss: Sie sind nicht allein damit! Und: Sie bilden sich das *nicht* ein!

- trockene Haut
- juckende Ohren
- Klingeln im Ohr
- dünner werdendes Haar
- Haarausfall
- juckende Kopfhaut
- Härchen am Kinn
- brennende Zunge (Östrogenmangel)
- trockene Augen und Nasenschleimhaut
- Augenentzündungen
- schlechter sehen
- Hautunreinheiten
- Schlafstörungen
- Gewichtszunahme
- Erkältungssymptome (Nasennebenhöhlen dicht, Druck im Hals, Schnupfen)
- unangenehmer Körpergeruch
- aufgeblähter Bauch/Blähungen
- Ängste
- Depressionen
- Stimmungsschwankungen, plötzliche Tränen, Aggression oder Wut
- Brain Fog/Konzentrationsprobleme
- Histaminprobleme
- Herzrasen oder ungleichmäßiger Herzschlag
- keinen Alkohol mehr vertragen
- Müdigkeit/Erschöpfung tagsüber, wach in der Nacht

- Wassereinlagerungen, auch im Gesicht
- Insulinresistenz/Probleme, Kohlenhydrate zu verstoffwechseln
- Heißhunger auf Süßes
- plötzlich auftretendes Unwohlsein (Durchblutungsstörungen Innenohr)
- Schwindel
- Gelenkschmerzen
- starke Periode
- schwache oder verkürzte Periode
- zu langer oder verkürzter Zyklus
- ausbleibende Regel
- Schmierblutungen
- sinkende Libido oder kompletter Libido-Verlust
- eingeschränkte Leistungsfähigkeit
- Schmerzen beim Sex
- Scheidentrockenheit
- (zeitweise) Hitzewallungen
- Nachtschweiß
- frieren
- das Gefühl von Elektroschocks
- »frozen Shoulder«
- Kribbeln in Händen und Füßen
- »brennende« Füße
- nächtliches Aufwachen, oft zwischen 2 und 3 Uhr
- morgens müde aufwachen trotz acht Stunden Schlaf
- Gerüche extrem stark wahrnehmen, die gar nicht da sind, wie Zigarettenrauch
- metallischer Geschmack im Mund
- Geschmacksverlust
- Zahnfleischbluten
- Zahnempfindlichkeit
- Karies
- Mundaphten
- Absplittern der Zähne
- Parodontose
- neu auftretende Allergien
- sich nicht mehr wie man selbst fühlen

Zusammenfassung

- Die Zeit vor der Menopause wird in zwei Phasen aufgeteilt: die Prämenopause und die Perimenopause.
- Die Prämenopause startet bei den meisten Frauen in den frühen Dreißigern. Progesteron sinkt und typische Symptome sind unter anderem: Brustspannen, Wassereinlagerungen, Stimmungstiefs, Kopfschmerzen/Migräne rund um die Periode, Schlafstörungen, Gewichtszunahme, eine beginnende Schilddrüsenunterfunktion; die Blutung wird stärker und länger.
- Etwa acht Jahre vor der Menopause, also mit Anfang/Mitte 40, beginnt die Perimenopause. Folgende gesundheitlichen Probleme tauchen während dieser Phase meistens auf: Gewichtszunahme, Ängste, Konzentrationsstörungen, juckende Ohren und Haut, Vergesslichkeit, Insulinresistenz, Schwindel, Herzrasen, mehr Falten, trockene Haut und Schleimhäute und vieles mehr.
- Da Ärzte kaum etwas über die Prämenopause und Perimenopause und ihre Symptome im Studium lernen, werden viele Frauen in diesem Lebensabschnitt nicht ernst genommen.
- Selbst wenn man noch einen regelmäßigen Zyklus hat und seine Regel bekommt, kann man bereits in der Perimenopause sein.
- Viele Frauen beginnen in dieser Phase, sich wieder mehr um ihre eigenen Bedürfnisse zu kümmern und sich weniger ausnutzen zu lassen. Das ist (auch) mit den hormonellen Veränderungen im weiblichen Körper zu erklären. Konflikte in der Partnerschaft sind deswegen nicht selten.

Kapitel 2

Progesteron – das erste Hormon, das sich verabschiedet

Mit Mitte 30 denkt man nicht an Hormonprobleme. Ich zumindest nicht. Ich hatte einige Zeit zuvor »endlich« die Diagnose Hashimoto bekommen. Nach drei Jahren Tränen und verzweifelter Suche. Damit, dachte ich, wäre ich mit dem Symptom-Karussell erst mal durch. Aber weit gefehlt! Denn schon ging das Drama wieder von vorne los: Schlafstörungen, Wassereinlagerungen, Blähungen, Stimmungsschwankungen und zu starke Periode. Aus dem Nichts! Ich also wieder los zum Arzt. Achselzucken. Und: »Sie sind zu jung für die Menopause.« »Sie sind halt so viel unterwegs.« »Das frühe Aufstehen und die viele Reiserei sind schuld.« »In dem Alter bringt es nichts, Hormone zu bestimmen.« Ich hätte durchdrehen können.

Zum Glück kannte ich eine junge Heilpraktikerin, die sich meiner annahm und ganz viele Blutwerte bestimmte – unter anderem auch meine Hormone. Und siehe da: Mein Progesteronwert war viel zu niedrig. Und dadurch war ich in eine relative Östrogendominanz gerutscht. (Mehr dazu im nächsten Kapitel.) Weil Heilpraktiker keine Hormone verschreiben dürfen, bat ich meinen ganzheitlichen Hausarzt, der mir dann ein Rezept für eine bioidentische Progesteroncreme mitgab. Dieses Rezept schickte ich nach München zu einer Apotheke, weil es die Creme nicht als fertiges Präparat zu kaufen gibt und sie angemischt werden musste. Und als ich sie dann endlich in Händen hielt und abends auf meine Unterarme auftrug, passierte nach ein, zwei Tagen etwas Unglaubliches: Das ganze gestaute Wasser lief gefühlt einfach so aus mir raus. Ich konnte bald wieder schlafen, tief, fest und erholsam. Mein Zyklus und die Regel normalisierten sich langsam. Und das Allerbeste: Ich konnte die Dosis meiner Schilddrüsenhormone reduzieren, weil diese plötzlich viel stärker *wirkten* als ohne Progesteron! (Mehr dazu weiter unten.)

Und so geht es vielen Frauen. Ich wage zu behaupten, den meisten. Mit Anfang bis Mitte 30 sinkt der Progesteronspiegel, und die ersten Symptome der Perimenopause beginnen, aber niemand nimmt sie ernst. Ich sehe es bei meinen Klientinnen in den 30ern: Da kann ich mittlerweile ohne Blutbild sagen, dass ihnen Progesteron fehlt, einfach weil die körperlichen Beschwerden in diesem Alter so eindeutig darauf hinweisen. Gleichzeitig bekommen sie von den Ärzten zu hören: »Solange Sie Ihre Tage regelmäßig haben, ist alles in Ordnung.« Und dann ist auch alles in Ordnung mit ihren Hormonen. Aber das stimmt einfach nicht! Ich sehe es jeden Tag! Da stimmt gar nichts, auch wenn der Zyklus genau 28 Tage lang ist und die Periode wie mit der Stoppuhr getaktet kommt. Lassen Sie sich das niemals einreden! Die meisten Perimenopausen-Symptome entstehen durch einen Progesteronmangel und nicht aufgrund von zu wenig Östrogen, denn das Fehlen des Gelbkörperhormons (ist die andere Bezeichnung für Progesteron) setzt viel früher ein und zieht sich durch die ganze Zeit hindurch.

Progesteron gehört zur Gruppe der Gestagene, es bereitet eine Schwangerschaft vor und sorgt dafür, dass sie bestehen bleibt. Es wird in der zweiten Zyklushälfte vom Gelbkörper gebildet. Dieser entsteht im Eierstock nach dem Eisprung. In der Schwangerschaft bildet auch die Plazenta Progesteron und unabhängig von der Fortpflanzung – in geringen Mengen – auch die Nebennieren. Was hier ganz wichtig ist: Hat frau keinen Eisprung – hat sie so gut wie kein Progesteron! Und das passiert – je älter wir werden – immer öfter.

So erkennen Sie, ob Sie noch einen Eisprung haben!

Sie denken, dass wenn Sie noch alle 28 bis 32 Tage Ihre Regel bekommen, dass dann in jedem Zyklus ein Eisprung stattfindet? Ab Mitte 30 ist das leider nicht mehr jeden Monat so! Hier sind sechs Anzeichen, an denen Sie erkennen, dass der Eisprung ausbleibt – und damit auch die Progesteronproduktion reduziert wird:

1. Der Zervixschleim verändert sich kaum. Er hat keine klare Konsistenz wie Eiweiß um die Zyklusmitte.
2. Die Basaltemperatur bleibt niedriger. Im Allgemeinen sagt man, dass sie morgens vor dem Aufstehen gemessen in der ersten Zyklushälfte vor dem Eisprung mindestens 36,6 Grad betragen sollte, nach dem Eisprung ab 36,8 Grad – bis 37,2 Grad sind Sie im normalen Bereich. Wenn es den Temperatursprung nach oben hin nicht gibt, kann es am fehlenden Eisprung liegen.
3. Es gibt kein Ziehen oder Zwicken, auch Mittelschmerz genannt. Den spüren sowieso nicht alle Frauen. Wenn Sie dieses Gefühl aber gewohnt sind, und es kommt plötzlich nicht, kann es am ausbleibenden Eisprung liegen.

4. Kein Stimmungshoch oder Lustanstieg. Denn der Hormonpeak fehlt.
5. Bei mir liegen die Haare um den Eisprung herum immer besonders gut. Fällt das zur Zyklusmitte aus, weiß ich woher das kommt.
6. Der Zyklus wird unregelmäßiger, kürzer und die PMS-Symptome verstärken sich. Weil das körpereigene Progesteron fehlt!

Die wichtigste Wirkung entfaltet Progesteron während des weiblichen Zyklus' in der zweiten Zyklushälfte und für eine Schwangerschaft. Denn es ist zuständig für

- das Anwachsen und die Durchblutung der Gebärmutterschleimhaut. So wird die Gebärmutter optimal auf die Einnistung der Eizelle vorbereitet.
- die Verdickung des Zervixschleims: Einige Tage nach dem Eisprung verschließt zäher Schleim den Gebärmutterhals (Zervix) und bildet eine natürliche Barriere für Krankheitskeime und Spermien – die nicht in das fertige »Nest« gelangen sollen.
- den Anstieg der Körpertemperatur: Lässt sich keine befruchtete Eizelle in der vorbereiteten Gebärmutterschleimhaut nieder, stellt der Gelbkörper nach zehn bis zwölf Tagen seine Arbeit ein. In der Folge sinkt die Menge an Progesteron und auch an Östrogen im Blut. Das löst die Menstruationsblutung aus, bei der die Schleimhaut abgestoßen wird.

Darüber hinaus ist Progesteron an vielen weiteren Stoffwechselprozessen beteiligt, denn Progesteron zirkuliert durch den ganzen Körper. Es hat positive Effekte auf den Kohlenhydrat- und Fettstoffwechsel, beeinflusst die Körpertemperatur und spielt eine wichtige Rolle für unsere Knochen. Zudem scheint es eine schützende Wirkung auf unser Gehirn und die Nervenzellen zu haben.

Progesteron ist unser natürliches Entspannungsmittel, weil es die Botenstoffe Serotonin, Dopamin und GABA beeinflusst, die für Ruhe, Stressregulation und unsere Stimmung zuständig sind. Es stabilisiert unser Gehirn und schützt uns vor rasenden Gedanken und innerer Unruhe. Man könnte sagen, es ist das Kronjuwel des weiblichen Zyklus', denn es ist verantwortlich für das Gefühl der Geborgenheit, für unseren Schlaf und das Stoffwechselfeuer. Die Entwässerung funktioniert nur mit genügend Progesteron. Unsere Haut und Haare sind schöner damit. Und wir sind ausgeglichener, haben weniger Entzündungen im Körper und weniger Histaminprobleme.

Haben wir zu wenig Progesteron im Körper, tauchen nach und nach diese Symptome auf:

- sich überstimuliert fühlen
- Schlafstörungen
- Ängstlichkeit (vor allem vor der Periode)
- Reizbarkeit
- nah am Wasser gebaut sein
- innere Unruhe
- Brain Fog
- Wassereinlagerungen
- Gelenkbeschwerden
- Brustspannen
- verstärkte PMS-Symptome
- zu kurze Zyklen

- Schmier- und Zwischenblutungen
- starke, klumpige Blutungen
- Gewichtszunahme
- Unfruchtbarkeit
- erhöhtes Risiko für Komplikationen in der Schwangerschaft
- Myome (gutartige Wucherungen in der Gebärmutter)
- Zysten
- unreine Haut und Haarprobleme
- Kopfschmerzen und Migräne

Auch unsere Schilddrüse braucht Progesteron, ich hatte es schon weiter oben beschrieben. Sie regelt sonst die Produktion der Schilddrüsenhormone nach unten, was zusätzlich zu Symptomen wie Gewichtszunahme und Müdigkeit führt. Durch ein Zuviel an Östrogenen (im Vergleich zum Progesteron) wird zusätzlich die Anzahl der Bindungseiweiße im Blut erhöht, was zur Folge hat, dass Schilddrüsenhormone stärker gebunden sind und weniger zur freien Verfügung stehen, also einfach nicht wirken können. Auch das führt zu Unterfunktionssymptomen. Wenn man dann zum ersten Mal Progesteron in bioidentischer Form zuführt, kann die Dosis der Schilddrüsenhormone plötzlich zu hoch sein. Eine Reduzierung unter ärztlicher Beobachtung kann in diesem Fall sinnvoll sein.

Was können Sie für eine natürliche Progesteron-Produktion des Körpers tun?

Da unser Körper aus Pregnenolon, dem Mutterhormon, entweder Cortisol (das Stresshormon) oder Progesteron machen kann, ist es wichtig, ihm die Entscheidung möglichst leicht zu machen.

Das ist mit ein Grund, so gut es geht und unbedingt zu versuchen, Stress zu meiden, wo es nur geht. Hilfreich ist dabei:

- Schlaf priorisieren. Acht bis zehn Stunden sollten wir Frauen pro Nacht schlafen. Wenn Sie merken, dass Sie mit offenem Mund schlafen, was die Nachtruhe stören kann, versuchen Sie mal, den Mund zuzutapen. Macht nicht nur eine schöne *jawline*, sondern hilft auch, den Stresspegel zu senken und erholt aufzuwachen. Aber: Dazu müssen Sie gesund sein, keine Atemwegserkrankungen wie Asthma oder Schlafapnoe und keine Herz-Kreislauf-Erkrankungen haben.
- Sorgen Sie für ein sicheres Umfeld für Ihren Körper; essen Sie genug, vor allem genügend Eiweiß, und ruhen Sie sich aus, wenn es der Körper verlangt.
- Ashwaghanda hilft indirekt durch Senkung von Cortisol, Progesteron zu steigern. Wenn Sie allerdings Erkrankungen der Schilddrüse haben, sprechen Sie das vorher mit Ihrem Arzt ab.
- Maca unterstützt den Eisprung und damit auch die Progesteron-Produktion.
- Tierische Fette (Bio-Butter, Schmalz, Eier) versorgen Ihren Körper mit Cholesterin, das er als Ausgangsstoff für die Hormonproduktion braucht, auch für Progesteron.
- Diese Mikronährstoffe unterstützen die Produktion von Progesteron: Zink, Vitamin C, Magnesium, Vitamin E, Vitamin A und Vitamin B6. Achten Sie darauf, genügend davon über die Nahrung aufzunehmen; und wenn ein Mangel besteht zu suplementieren.

In der Perimenopause hilft es irgendwann nicht mehr, nur auf Stress und Mikronährstoffe zu achten, um Progesteronmangel-

Symptomen zu entfliehen. Dann ist es Zeit, sich vom Frauenarzt des Vertrauens erst bioidentische Progesteroncreme, dann den Wirkstoff in Kapselform verschreiben zu lassen. Mehr dazu finden Sie im Kapitel zur bioidentischen Hormonersatztherapie ab Seite 143.

Progesteron-Intoleranz – was tun?

Die meisten Frauen erleben ein glückliches Aha-Erlebnis, wenn sie zum ersten Mal Progesteron in bioidentischer Form nutzen. Es gibt aber auch welche, denen es gar nicht gut damit geht. Und das kann mehrere Ursachen haben. Typische Symptome sind kurioserweise genau solche, die auch auf einen Progesteronmangel hinweisen können, wie zum Beispiel:

- Angstgefühle
- innere Unruhe
- Schlafstörungen oder mitten in der Nacht aufwachen
- Depressionen
- Kopfschmerzen
- Juckreiz
- Histaminprobleme
- Brain Fog
- Erschöpfung und Müdigkeit

Das Problem ist, dass unser Körper Progesteron nach und nach abgibt. Wenn wir ihm Progesteron in bioidentischer Form geben, bekommt er die komplette Tagesdosis auf einmal. Das triggert Systeme, die meist sowieso schon aus dem Gleichgewicht sind.

Zum Beispiel Neurotransmitter wie GABA und Glutamat. Der erste entspannt, der zweite regt an. Progesteron verstärkt eigentlich GABA. Ist Glutamat aber dominant, kann das im Zusammenspiel mit der Progesteron-Gabe den Schlaf verschlechtern, und man kann sich aufgeregt, aber erschöpft anfühlen. Das hat etwas mit dem Nervensystem zu tun, nicht mit Hormonen. Gönnen Sie sich mehr Ruhe.

Wenn schon zu viel Histamin im Körper unterwegs ist, kann Progesteron Symptome wie Juckreiz, Herzrasen, Kopfschmerzen triggern – obwohl es eigentlich die Mastzellen, die Histamin produzieren, beruhigt. Das ist eine Mischung aus Nervensystem-Dysbalance und anderen Ursachen wie Darmfehlbesiedlung, Mikronährstoffmängel, DAO-Mangel (das Enzym, das Histamin abbaut) und anderem.

Manche Menschen haben hochsensible Progesteron-Rezeptoren, die schon auf die kleinste Menge reagieren. Das spüren sie vor allem emotional. Normale Dosierungen werden von ihnen nicht toleriert. Wenn Ihnen das so geht, dann probieren Sie, sich mit anfangs kleinen Dosen langsam heranzuarbeiten. Progesteron wird über den Darm und die Leber abgebaut. Sind beide Wege überlastet, können die Abbaustoffe Symptome auslösen wie Blähungen, Reflux, Verstopfung, Migräne, Brustspannen, starke Blutungen. Sorgen Sie für eine reibungslose Verdauung und damit auch für einen problemlosen Abtransport. Mehr zu den Themen Leber und Darm in der Perimenopause finden Sie in den entsprechenden Kapiteln ab Seite 189 und 196.

Wenn Sie all diese Stolpersteine aus dem Weg räumen, dann kann Progesteron so wirken, wie es soll: stabilisierend, entspannend und stärkend.

Zusammenfassung

- Progesteron ist das Kronjuwel des weiblichen Zyklus'.
- Es entsteht nach dem Eisprung im sogenannten Gelbkörper. Ohne Ovulation wird kaum Progesteron gebildet. Da der Eisprung, je älter wir werden, immer öfter ausbleibt, fällt in dem entsprechenden Zyklus auch die Progesteron-Produktion aus.
- Ob man einen Eisprung hatte, erkennt man an der Beschaffenheit des Zervixschleims, an der Körpertemperatur, die nach dem Eispung von 36,6 auf 36,8 Grad steigen müsste, und an einem Lustanstieg rund um die Ovulation.
- Stress blockiert die Bildung von Progesteron zugunsten von Cortisol.
- Progesteron ist für den Schleimhautaufbau in der Gebärmutter verantwortlich zur Vorbereitung einer Schwangerschaft.
- Es hat einen positiven Effekt auf den Kohlenhydrat- und Fettstoffwechsel, beeinflusst die Körpertemperatur und spielt eine wichtige Rolle für unsere Knochen. Es ist unser natürliches Entspannungsmittel. Es ist verantwortlich für das Gefühl der Geborgenheit, für unseren Schlaf und den Stoffwechsel. Für die Entwässerung und für schöne Haut und Haare. Progesteron reduziert zusätzlich Histaminprobleme.
- Ohne Progesteron rutscht die Schilddrüse in eine Unterfunktion.
- Typische Symptome eines Progesteronmangels sind Schlafstörungen, Wassereinlagerungen, innere Unruhe und Ängste, Gewichtszunahme, stärkere Blutungen und kürzere Zyklen.
- Maca, tierische Fette, Ashwaghanda, Stressreduktion und Mikronährstoffe wie Zink, Vitamin C, Magnesium, Vitamin E, Vita-

min A und Vitamin B6 unterstützen den Körper bei der Progesteron-Produktion.

- Manche Frauen vertragen eine Progesteron-Gabe nicht, bei ihnen tauchen dann genau die Symptome auf, die auch auf einen Progesteronmangel hinweisen. Das liegt meist an einem Ungleichgewicht im Körper. Entweder im Nervensystem, bei der Entgiftung, beim Histaminabbau oder bei Neurotransmittern.

Kapitel 3

Östrogen – erst zu viel davon, dann zu wenig

Ich wusste zwei Jahre lang, dass ich zu wenig Östrogen habe – und kein Arzt hat mir geglaubt! Selbst meine ganzheitlichen Medizinerfreunde nicht! Ich habe einen Bluttest nach dem anderen gemacht. Und sie zuerst zu meiner Frauenärztin geschleppt. Diese sagte nur: »Sieht super aus, Frau Blumhagen!« Und das, obwohl meine Haut viel stärker alterte als gewohnt, meine Haare dünner wurden, meine Augen und Nasenschleimhaut trocken waren wie Laub im November und ich kaum mehr Kohlenhydrate verstoffwechseln konnte, ohne dass mein Blutzuckerspiegel Samba getanzt hätte. Ich hatte Herzrasen und Ängste, die ich nicht kannte. Und ich konnte immer schlechter schlafen. Oder besser: nicht lang genug. Ich wachte einfach immer ein bis zwei Stunden *vor* meinem Wecker auf. Ganz unnötig und sehr zum Missfallen meiner guten Laune und geistigen Fitness. Die ließ mich sowieso viel zu oft in dieser Zeit im Stich.

Mehr als ein bisschen genervt zog ich nach dem Kommentar der Gynäkologin weiter zu allen Hormonspezialisten in meinem Circle. Aber auch hier hörte ich nur, dass alles picobello sei. Okay, wenn ihr mir nicht helfen wollt, helfe ich mir halt – mal wieder – selbst, dachte ich! So bin ich halt. Sonst wäre ich mit meinem Hashimoto, meinem Mastzellenaktivierungssyndrom (Thema

Histamin) und meinem Slow-COMT-Gendefekt (ich kann Stresshormone nicht abbauen) nicht so weit gekommen, wie ich es heute bin. Nämlich symptomfrei. Da kam die Perimenopause genau richtig. Wäre ja sonst auch wahnsinnig langweilig, wenn es einem einfach immer gut ginge!

Also schmiss ich den Rechner an und begann, nach Lösungen zu suchen. Estriol, ein Östrogen, das vor allem während der Schwangerschaft eine wichtige Rolle spielt und sehr viel schwächer in der Wirkung ist als Estradiol (das eigentlich als Hormonersatztherapie eingesetzt wird), fiel mir als Erstes auf. Also bestellte ich das als Creme und begann, fröhlich drauflos zu schmieren. Erst mal passierte … nichts. Ich steigerte die täglichen Eincreme-Taktungen. Aber da war nichts zu machen. Es zeigte keinerlei Wirkung.

In der Zwischenzeit war ich auf einer Fortbildung für Schilddrüsencoaches. Neben Blutwerten, Schilddrüsenhormonen und der Anatomie des Schmetterlingsorgans war ein Teil der Ausbildung auch die Antlitzdiagnostik. Im Gesicht eines Menschen kann man nämlich ablesen, wo seine gesundheitlichen Schwachstellen liegen. Das machen die Chinesen mit ihrer TCM schon seit Tausenden von Jahren! Und der Heilpraktiker, der die Ausbildung leitete, sagte mir frank und frei ins Gesicht: »Dir fehlt Östrogen! Das sieht man an deiner Oberlippe. Die ist zu dünn im Verhältnis zur Unterlippe; und du hast kleine vertikale Fältchen vor allem am oberen Rand des Mundes.« Ich war baff! Der kannte meine Geschichte nicht und sah nur an meinem Gesicht, was meine Hormone so trieben – oder eben *nicht* mehr trieben! Aber das bestätigte mich nur in meinem Drang, etwas dagegen zu unternehmen, und so ging die Onlinerecherche weiter. Irgendwann in den Tiefen des Internets fand ich tatsächlich ein Estradiolgel. Kein Fake. Ein echtes Medikament, wie aus der Apotheke, und in der Dosierung der klassischen Hormonersatztherapie-Präparate. Ein bisschen überteuert, aber wenn man schon so lange nach dem rettenden Anker sucht … dann war ich auch bereit, mich ein bisschen ausnehmen zu lassen. Gesagt, getan: Ich bestellte die Flasche und nach ein paar Tagen trudelte sie bei mir ein. Jetzt musste ich nur noch bis zum richtigen Zyklustag warten, um mit der Therapie zu beginnen. (Mehr zur richtigen Dosierung usw. finden Sie im Kapitel zur Hormonersatztherapie ab Seite 143.)

Und was soll ich sagen: Nach ein paar Wochen fiel mir beim Schminken plötzlich auf, dass meine Oberlippe wieder so war wie früher – größer, besser zur Unterlippe passend, weniger Falten drum herum. Und das alles ohne Schönheitsdoc, nur dank der richtigen Dosierung Östrogen! Meine Haut, die Nasenschleimhaut und die Augen waren weniger trocken. Ich schwitzte (und roch) nicht mehr übertrieben, schlief besser, und mein Blutzucker war viel stabiler, genau wie meine Stimmung. Und: Das angstmachende Herzrasen, zu dem kein Arzt eine Diagnose finden konnte, war gefühlt von jetzt auf gleich weg!

Das Problem für viele Ärzte, wenn sie Patientinnen in der Perimenopause behandeln, ist, dass deren Östrogen meist erst einmal schwankt, bevor es stringent absackt. Das bedeutet, dass in einem Zyklus noch genügend davon da ist, im nächsten aber schon zu wenig, um sich wohlzufühlen. Und dass viele Ärzte sich weigern, überhaupt Östrogen (und Progesteron) im Blut zu messen, solange man noch einen regelmäßigen Zyklus hat, halte ich für eine echte Katastrophe. In meinem Yoga-Kurs ist eine Teilnehmerin, die mir erzählte, dass Sie jahrelang unter schlimmsten Gelenkschmerzen gelitten hätte. Und kein Arzt, keine Untersuchung konnte etwas finden. Nach langen Diskussionen nahm der Frauenarzt Blut ab – und Überraschung! Ihr Östrogenwert war komplett im Keller. Schon ein paar Tage nach dem Start der Östradiolgel-Nutzung wurden ihre Symptome besser. »Ich bin ein ganz neuer Mensch ohne die Schmerzen und habe jetzt endlich mein Leben zurück!« Was für ein Glück! Aber auch: Was für ein Drama, dass das so lange gedauert hat!

Östrogen – was ist das?

Östrogen ist das zentrale Hormon im weiblichen Körper, zuständig für Zyklus, Fruchtbarkeit, Knochen, Haut, Stimmung, Gehirn – und für so viel mehr! Es ist die Steuerzentrale unserer Weiblichkeit (obwohl auch Männer in den Hoden Östrogen bilden): Produzieren wir es in der richtigen Dosis, dann blühen wir Frauen auf, fühlen uns schön, lebendig und vital. Wir sind kommunikativ, fürsorglich und hilfsbereit.

Doch genauer:

- Östrogen steigert unseren Stoffwechsel und erhöht den Grundumsatz.
- Es beeinflusst die Fettverteilung positiv.
- Es wirkt durchblutungsfördernd und stärkt das Immunsystem.
- Es erhöht die Insulinsensitivität und schleust Glukose in die Muskelzellen.
- Es hält Blutgefäße elastisch und reduziert Entzündungen.
- Ein Mangel kann das Risiko für Diabetes, Herz-Kreislauf-Erkrankungen, Hypertonie und Hyperlipidämien erhöhen.
- Es beeinflusst das Darmmikrobiom. Daher bekommen Frauen in der Perimenopause plötzlich neue Unverträglichkeiten oder Verdauungsbeschwerden.

- Östrogen beeinflusst die Serotonin- und Dopamin-Regulation, also unsere Stimmung.
- Es beeinflusst unsere kognitiven Funktionen (mentale Klarheit).
- Es fördert elastische Haut und die Kollagenbildung.
- Und Östrogen hat einen großen Einfluss auf die Knochendichte (Osteoporoserisiko).

Eigentlich gibt es nicht *ein* Östrogen, sondern über 30 verschiedene Östrogene. Sie werden vor allem in den Eierstöcken (Ovarien), in geringerem Maße auch in der Nebennierenrinde und im Fettgewebe gebildet. Die wichtigsten Vertreter sind:

- Östradiol (E2) – auch bekannt als Estradiol, das biologisch aktivste und wichtigste Östrogen im gebärfähigen Alter, das den Menstruationszyklus reguliert
- Östron (E1) – eine schwächere Form, die hauptsächlich im Fettgewebe gebildet und nach der Menopause wichtiger wird
- Östriol (E3) – auch als Estriol bezeichnet, das Haupt-Östrogen in der Schwangerschaft, das von der Plazenta produziert wird

Östrogen ist zentral für den normalen Menstruationszyklus. Bei einem 28-Tage-Zyklus geht man von folgendem Ablauf aus:

- Follikelphase (1.–14. Zyklustag): Östradiol steigt an -> stimuliert das Wachstum der Gebärmutterschleimhaut, Follikel reift im Eierstock heran.
- Ovulation (um den 15. Zyklustag): hoher Östradiolspiegel -> Östrogen triggert den LH-Peak, der den Eisprung auslöst.

- Lutealphase (16.–28. Zyklustag): Zunächst ist Östradiol hoch. Es fällt ab, wenn keine Befruchtung stattgefunden hat, -> dann setzt die Menstruation ein; ansonsten unterstützt es zusammen mit Progesteron die Einnistung des Eis.

Östrogen in der Perimenopause

Wie schon im vorherigen Kapitel erklärt, sinkt als Erstes das Progesteron in der Perimenopause. Dadurch entsteht ein falsches Verhältnis zwischen Progesteron und Östrogen. Wir kommen so in eine *relative Östrogendominanz. Relativ*, weil die Östrogenmenge im Körper gar nicht unbedingt zu hoch sein muss. Sie ist nur im Verhältnis zum sinkenden Progesteron zu weit oben. Im Internet gibt es kostenfreie Östrogen-Progesteron-Rechner. Mit ihnen kann man erfahren, wie beide Werte zueinanderstehen. Diese sollten bei einem Zyklus von 28 Tagen am 19. bis 21. Zyklustag bestimmt werden. Das Verhältnis sollte 1:100 sein. Ist der Progesteronwert weit unter 100, liegt besagte *relative Östrogendominanz*, die typisch ist für den Beginn der Perimenopause, vor.

Typische Symptome bei einer Östrogendominanz sind:

- Brustspannen, empfindliche Brüste
- Wassereinlagerungen
- Gewichtszunahme (besonders an Hüften und am Bauch)
- Stimmungsschwankungen, Reizbarkeit
- Angst, innere Unruhe
- Schlafprobleme
- Müdigkeit
- Blähungen

- Kopfschmerzen oder Migräne
- Längere, stärkere oder unregelmäßige Blutungen
- Zwischenblutungen
- PMS-Beschwerden vor der Regel

Mögliche Ursachen einer Östrogendominanz sind:

- sinkendes Progesteron zu Beginn der Perimenopause
- Mikroplastik
- Pestizidbelastung von Lebensmitteln
- die Pille
- Alkohol
- schlechte Leberentgiftung
- Stress
- Darmprobleme
- Verstopfung

Und was sollte man tun bei einer Östrogendominanz zu Beginn der Perimenopause?

- Entlasten Sie Ihre Leber! Denn hier wird das Östrogen abgebaut. Das bedeutet: so wenig Zucker und Alkohol wie möglich. 20 Bittertropfen vor jeder Mahlzeit. Bewegung ist wichtig, genau wie Stressreduktion. Morgens vor dem Frühstück ein lauwarmes Glas Wasser mit dem Saft einer halben ausgepressten Limette oder Zitrone unterstützt die Leber. Genau wie ein paarmal pro Woche einen Leberwickel machen. Oder noch besser: einen Rizinusöl-Leberwickel.
- Meiden Sie Fremdöstrogene (Xenoöstrogene) wie Mikroplastik! Das bedeutet, vermeiden Sie Plastikflaschen und Plastik-

verpackungen und denken Sie auch mal über einen Wasserfilter nach.

- Versuchen Sie, *endokrine Disruptoren* aus Ihrem Bade- und Wohnzimmer zu verbannen. Das sind synthetische Stoffe (z. B. Duftstoffe), die in unser Hormonsystem eingreifen, uns unfruchtbar machen und eine Östrogendominanz verstärken können. Man findet sie vor allem in Kosmetik, Parfüms, Duftkerzen, Duftsprays, Weichspülern, Wasch- und Putzmitteln. Heutzutage bekommt man auch alles ohne diese giftigen Stoffe, die selbst die WHO schon 2012 als »globale Bedrohung« eingeschätzt hat. Gehen Sie mal in den Bioladen in Ihrer Nachbarschaft, googeln Sie »giftfreies Waschmittel« oder setzen Sie auf zertifizierte Naturkosmetik. All das macht Sie und Ihre ganze Familie gesünder und schenkt Ihnen mehr Wohlbefinden – auch wenn die Umstellung erst mal ungewohnt erscheint.
- Vermeiden Sie konventionell hergestellte Lebensmittel und stellen Sie auf bio, regional, saisonal und möglichst wenig verpackt um (mehr dazu im Kapitel »Ernährung« ab Seite 157).
- Nähern Sie sich Ihrem Idealgewicht, denn in Fettzellen wird Östrogen produziert. Die berühmten 10.000 Schritte pro Tag unterstützen Sie dabei und stärken gleichzeitig Herz und Kreislauf. Lassen Sie Ihre Schilddrüsenwerte untersuchen (mehr dazu im Kapitel »Die Schilddrüse« ab S. 93), das erleichtert die Gewichtsabnahme.
- Meiden Sie Stress und priorisieren Sie Schlaf.
- Melatonin kann helfen, den Östrogenspiegel zu senken. Ein bis drei Gramm vor dem Zubettgehen können Sie dabei unterstützen.

- Im Kapitel »Pflanzenstoffe« ab Seite 203 finden Sie noch mehr Tipps zur Östrogenregulation.
- Eine bioidentische Progesterongabe (als zehnprozentige Creme) kann helfen, das Verhältnis zu Östrogen wiederherzustellen und die Symptome zu verbessern.

Kommen wir ungefähr ab Mitte 40 in die spätere Perimenopause, sinkt auch die Östrogenproduktion. Die Ursache: Unsere Eierstöcke hören langsam auf zu arbeiten. Dadurch entstehen neue Symptome wie zum Beispiel:

- Hitzewallungen, Nachtschweiß
- Schlafstörungen
- Vergesslichkeit
- Wortfindungsstörungen
- Unruhe
- depressive Verstimmung
- Energiemangel
- Stimmungsschwankungen, Reizbarkeit
- vaginale Trockenheit, Schmerzen beim Sex
- trockene Augen
- schlechteres Sehen
- trockene Schleimhäute
- Brennen im Mund
- Hautjucken
- juckende Ohren
- nachlassende Libido
- Gelenk- und Muskelschmerzen
- trockene Haut, Haarausfall
- Konzentrationsprobleme

- Zyklusverkürzung oder Ausbleiben der Periode
- unerfüllter Kinderwunsch
- schlaffes Brustgewebe
- Knochenabbau (erhöhtes Osteoporose-Risiko)
- erhöhte Cholesterinwerte
- Herz-Kreislauf-Beschwerden
- Herzrasen, Herzstolpern, Herzrhythmusstörungen
- Schwindel
- Insulinresistenz
- erhöhtes Risiko für Typ-2-Diabetes
- verstärkter Hunger
- Gewichtszunahme
- mehr Falten
- dünnere Haut
- vermehrte Gesichtsbehaarung
- erhöhtes Risiko für Blasenentzündungen
- Inkontinenz
- erhöhtes Risiko für gewisse Krebserkrankungen, zum Beispiel Darmkrebs

Was tun gegen vaginale Trockenheit?

Der Fachbegriff heißt »vaginale Atrophie«, das bedeutet: Die Scheidenhaut und die der Vulva und Klitoris wird dünner, trockener und empfindlicher. Die Ursache: Östrogen fehlt. Das Hormon hält das Gewebe gut durchblutet, elastisch und feucht. Fehlt es, spüren wir das. Viele Frauen leiden unter diesem Perimenopausen-Problem und bekommen trotzdem keine Hilfe. Typische Symptome sind: Brennen, Jucken, Schmerzen beim Sex, kleine

Risse in der (Schleim-)Haut, Wundgefühl, Blutungen, häufiger Harndrang, Brennen beim Wasserlassen, wiederkehrende Harnwegsinfekte.

Was kann hier helfen? Östriol als lokale Anwendung, sprich vaginale Creme oder Zäpfchen, manchmal auch in Form von Tabletten. Die Feuchtigkeit und Elastizität der Schleimhaut kehren zurück, die Durchblutung wird besser, Schmerzen und Brennen werden weniger. Wenn Sie das nicht verschrieben bekommen, kann auch vaginales DHEA (unser Jugendlichkeitshormon, mehr dazu ab Seite 55) helfen. Wichtig ist: Lassen Sie sich vom Arzt nicht abwimmeln. Das ist nichts, womit Sie leben müssen; man kann etwas dagegen tun!

Was kann man gegen Östrogenmangel tun?

- Wenn Sie bis zum Zusammenbruch erschöpft sind, lassen Sie eine Nebennierenschwäche ausschließen. Diese kann die Ursache dafür sein, dass die Hormonvorstufen für die Östrogenproduktion fehlen und dadurch ein Mangel auftritt. Eine Nebennierenschwäche diagnostiziert man mithilfe eines Speicheltests für Cortisol im Tagesprofil. Mehr dazu im Kapitel Cortisol und Stress ab Seite 135.
- Ein Übertraining und extreme Diäten reduzieren ebenfalls die Östrogenproduktion.
- Gegen Hitzewallungen und vermehrtes Schwitzen können mehrere Tassen Salbeitee am Tag, Akupunktur und das Weglassen von anregenden Getränken (Kaffee, Cola usw.) und Speisen (Scharfes) helfen.

- Ab Seite 206 finden Sie pflanzliche Unterstützung für das Thema Östrogenmangel. Aber um ganz ehrlich mit Ihnen zu sein: Die pflanzliche Unterstützung kann zu Beginn eines Östrogenmangels einiges abfangen. Das Gros der Symptome wird man jedoch schlussendlich nur mit der optimalen Dosis und Kombination einer bioidentischen Hormonersatztherapie aus Progesteron und Östradiol los. Ab Seite 146 im Kapitel »Bioidentische Hormonersatztherapie« finden Sie alle wichtigen Infos dazu.

Wenn Histamin plötzlich Probleme macht – und was Östrogen und Progesteron damit zu tun haben

Zu Beginn der Perimenopause, wenn zunächst das Progesteron sinkt oder wenn Sie später bioidentisches Östradiol benutzen, kann es sein, dass Sie plötzlich typische Histamin-Unverträglichkeitssymptome verspüren, zum Beispiel:

- Allergiesymptome
- asthmatische Beschwerden
- Verdauungsprobleme (Durchfall, Blähungen, Krämpfe, Übelkeit)
- Hautrötungen, Schuppung
- Ekzeme
- Schwellungen
- Hautausschlag
- Lebensmittelunverträglichkeiten (z.B. Rotwein, Schokolade, Tomaten, Erdbeeren, Gelagertes (zum Beispiel alter Käse, gereiftes Fleisch, Schinken usw.), geräucherte Lebensmittel, Kaffee, Auberginen usw.)

- Angstattacken
- Herzrasen und -stolpern
- verstopfte oder laufende Nase
- brennende rote Augen
- Konzentrationsstörungen
- Kopfschmerzen und Migräne
- Schlafstörungen
- Schwindel

Die Ursache: Histamin, ein körpereigener Stoff, der unter anderem den Schlaf-Wach-Rhythmus, den Blutdruck, die Immunreaktion, die Magensäureproduktion und vieles mehr mitsteuert, wird in den Mastzellen gebildet. Diese gibt es überall im Körper: im Gehirn, im Darm, in der Haut ... Östrogen triggert die Mastzellen, Histamin zu bilden. Progesteron beruhigt die Mastzellen. Fehlt zu Beginn der Perimenopause Progesteron, sorgt das Zuviel an Östrogen für die oben beschriebenen Probleme. Nutzen Sie später bioidentisches Östradiolgel ab dem fünften Zyklustag, und nehmen Sie Progesteron nicht durchgängig, dann können in der Phase, in der nur das Östradiol zum Einsatz kommt, Histaminsymptome auftauchen. Da auch in jedem Lebensmittel Histamin in unterschiedlicher Konzentration enthalten ist, können nach dem Essen vermehrt Symptome auftreten.

Übrigens kann so etwas auch kurz vor der Periode und währenddessen passieren. Das Östrogen steigt in dieser Phase an, Progesteron dagegen fehlt. Gleichzeitig wird weniger vom Histamin abbauenden Enzym Diaminoxidase (DAO) gebildet. Klassische PMS-Symptome lassen sich deshalb oft auf ein Zuviel an Histamin zurückführen. Was also tun?

1. Bei einem Mangel von Progesteron bioidentisches Progesteron einsetzen
2. Östrogendominanz abbauen (siehe weiter oben)
3. Stress reduzieren (Stress triggert die Mastzellen zusätzlich)
4. Diaminoxidase (DAO, aus der Apotheke) in Kapselform zum Essen einnehmen
5. Natürliche DAO-Produktion unterstützen mit Vitamin C, Zink, Vitamin B6, Magnesium, Kupfer und Mangan
6. DAO-Hemmer meiden: unter anderem Aspirin, Ibuprofen, manche Antibiotika, Antidepressiva, Blutdruckmittel, ACE-Hemmer, ACC, Morphin, Pethidin, Midazolam, Propofol, Röntgenkontrastmittel – sie alle können Probleme bereiten, Sie sollten hierzu jedoch unbedingt mit Ihrem Arzt über Alternativen sprechen
7. S-Adenosylmethionin (SAMe) einnehmen
8. Quercetin und Bromelain als Mastzellenstabilisatoren supplementieren
9. Zeolith mit zwei Stunden Abstand zu Medikamenten einnehmen. Bindet Histamin im Darm. Bei Verstopfung nicht empfohlen
10. Stilles Wasser verdünnt Histamin
11. In besonders schlimmen Fällen kann man sich Antihistaminika wie Ketotifen verschreiben lassen oder Cetirizin frei in der Apotheke kaufen
12. Wenn die Beschwerden länger anhalten, sollte ein Arzt nach weiteren Ursachen schauen, zum Beispiel *leaky gut* (löchrige Darmschleimhaut), Dünndarmfehlbesiedlung, Mastzellenaktivierungssyndrom/MCAS, Mastozytose (sehr selten), MTHFR-Genvarianten

Östrogen für Zähne und Mundgesundheit

Selbst im Mund haben wir Rezeptoren für Östrogen. Wird es weniger, dann wird nicht nur der Mund trockener, auch die Qualität der Spucke lässt nach. Das hat wiederum Einfluss auf das Mundmikrobiom und damit auch auf die Zahngesundheit.

Wenn der Östrogenwert sinkt, verändert sich auch der pH-Wert im Mund, der Zahnschmelz wird geschädigt und die Nerven werden empfindlicher. Die Folgen: das Gefühl, dass Zunge und Mund »brennen«, metallischer oder veränderter Geschmack oder sogar Geschmacksverlust, Zahnfleischbluten, Zahnempfindlichkeit, Karies, Mundaphten, Absplittern der Zähne, Parodontose. Mir hat eine fluoridfreie Zahnpasta mit Hydroxylapatit geholfen, die die Zähne remineralisiert. Fluorid blockiert die Schilddrüse, was zu einer Unterfunktion führen kann. Da in der Perimenopause auch die Schilddrüse oft Probleme macht, benutze ich schon lange eine Zahncreme ohne Fluorid.

Die Wechselwirkung von Östrogen und Cholesterin in der Perimenopause

Sie können so gesund essen, wie Sie möchten, und das »böse« LDL-Cholesterin kann trotzdem zu hoch sein, gerade in der Perimenopause. Dafür gibt es mehrere Ursachen:

Östrogen senkt das LDL-Cholesterin und steigert das gute HDL-Cholesterin. Es stabilisiert Triglyzeride, unterstützt die Leber dabei, das schlechte Cholesterin zu entgiften und das Gute, das das Herz schützt, zu verbessern. Sinkt der Östrogenspiegel, steigt das Risiko für Herzerkrankungen. Im Detail:

1. Haben Sie einen Östrogenmangel, gibt es weniger LDL-Rezeptoren an der Leber, und damit bleibt mehr LDL im Blut. Das passiert bei chronischem Stress und unregelmäßigen Zyklen in der Peri- und Menopause.
2. Zusätzlich reduziert Östrogen die Produktion des Enzyms (HMG-CoA-Reduktase), das Cholesterin produziert. So kommt es bei einem Östrogenmangel zu einer automatischen Überproduktion von Cholesterin. LDL steigt und oft steigen dann auch die Triglyzeride.
3. Die Schilddrüse kann zusätzlich Probleme machen: Bei einer Unterfunktion wird weniger Fett aus dem Blut in die Leber transportiert. Deshalb steigen die LDL-Werte im Blut. Übrigens: Früher war ein erhöhter Cholesterinwert der Marker für eine Schilddrüsenunterfunktion, als Schilddrüsenwerte im Blut noch nicht bestimmt werden konnten.
4. Andere Ursachen für erhöhte Cholesterinwerte können sein:

- erhöhtes Cortisol
- Insulinresistenz (die bei einem Östrogenmangel häufiger vorkommt)
- Herzerkrankungen (auch hier steigt das Risiko bei einem Östrogenmangel)
- Fettleber
- Entzündungen
- oxidativer Stress
- Autoimmunerkrankungen wie Lupus
- Alkoholmissbrauch
- Nierenleiden
- Magersucht
- und vieles mehr

Sie sehen, der angebliche Zusammenhang mit dem Konsumieren von zu viel Eiern kommt in der Liste nicht vor. Die wirkliche Ursache erhöhter Cholesterinwerte liegt – offensichtlich – ganz woanders. Lassen Sie sich Ihr Frühstücksei also auf keinen Fall madig machen.

Was also tun bei einem zu hohen Cholesterinwert?

1. Den Östrogenwert im Blut stabilisieren.
2. Myo-Inositol balanciert den Blutzuckerspiegel aus und kann LDL senken. Täglich zwei Gramm entweder als Kapsel oder als Pulver in Wasser eingerührt einnehmen.
3. Die Schilddrüsenhormone optimieren und hier vor allem die freien Werte fT3 und fT4.
4. Stress reduzieren.
5. Antientzündlich ernähren (mehr dazu ab Seite 157).

Zusammenfassung

- Östrogen ist *das* weibliche Geschlechtshormon. Allerdings gibt es nicht eines, sondern über 30 Östrogene, davon sind diese drei die wichtigsten: Östradiol, Östron und Östriol.
- Neben dem Aufbau der Gebärmutterschleimhaut, der Schwangerschaft und der Ausbildung weiblicher Geschlechtsmerkmale haben die Östrogene Einfluss auf den Blutzuckerspiegel, die Insulinsensitivität der Zellen, die Fettverteilung im Körper, den Stoffwechsel, die Kollagenbildung, die Stimmung, unsere kognitiven Fähigkeiten, die Schleimhäute und vieles, vieles andere mehr.

- Zu Beginn der Perimenopause, wenn die Progesteronproduktion allmählich nachlässt, rutschen wir in eine relative Östrogendominanz. Typische Symptome sind Gewichtszunahme, Wassereinlagerungen, Brustspannen, Schlafstörungen, Angstattacken.
- Hier hilft es, die Leber zu unterstützen, weil diese Östrogen entgiftet. Mikroplastik und *endokrine Disruptoren* (zum Beispiel synthetische Duftstoffe) sollten gemieden werden. Genau wie Stress. Der Schlaf sollte priorisiert werden. Da Fettzellen Östrogen produzieren, kann man über eine Gewichtsabnahme nachdenken.
- Bioidentisches Progesteron verbessert das Verhältnis zu Östrogen und kann die meisten Symptome bessern.
- In der Perimenopause tauchen oft Histaminprobleme auf, die es vorher nicht gab. Das liegt am schwächelnden Progesteron und an der daraus resultierenden relativen Östrogendominanz. Plötzlich verträgt man keinen Rotwein, Kaffee oder Schokolade mehr. Schwindel, Herzrasen, Ausschlag, Erkältungssymptome, Verdauungsprobleme sind typische Symptome.
- Bioidentisches Progesteron, Mikronährstoffe wie Zink, Vitamin C und B6, das Histamin abbauende Enzym Diaminoxidase (DAO) können Abhilfe schaffen.
- Ab Mitte 40 produzieren die Eierstöcke immer weniger Östrogen und wir geraten in einen Östrogenmangel. Typische Symptome sind Hitzewallungen, Vergesslichkeit, nachlassende Libido, trockene Haut, Haarausfall, Herzrasen, trockene Schleimhäute, ein erhöhtes Risiko für Harnwegsinfekte, Insulinresistenz, manche Krebsarten und vieles mehr.

- Neben Stressreduktion und dem Einsatz von pflanzlichen Stoffen ist die wirkungsvollste Unterstützung der Einsatz von bioidentischen Hormonen.
- Ein Östrogenmangel und eine Schilddrüsenunterfunktion können den Cholesterinwert steigen lassen. Ein erhöhter Wert liegt also nicht an dem Verzehr von Frühstückseiern, sondern an hormonellem Ungleichgewicht. Wenn Sie die Hormone wieder in Balance bringen, sinkt das *böse* LDL-Cholesterin, das *gute* HDL-Cholesterin steigt und die Triglyzeride werden stabilisiert.

Kapitel 4

DHEA – das unbekannte Jugendlichkeitshormon

Im Herbst 2024 erkrankte meine Hündin Enna, eine Französische Bulldogge, an einem Gehirntumor. Es war ein furchtbarer Schock für mich, sie so hilflos und leidend zu sehen. Ich setzte Himmel und Hölle in Bewegung, fuhr von Arzt zu Arzt, von Berlin nach Hannover und wieder zurück nach Hamburg. Zweimal pro Woche zur Bestrahlung. Dazwischen immer wieder der Versuch, ihr mit natürlichen Mitteln wie *Artemisia annua* (Einjähriger Beifuß), Vitalpilzen und Rotlicht Besserung zu verschaffen. Es waren furchtbare fünf Monate von der Diagnose bis zu ihrem Tod.

In dieser Zeit schrieb ich mit meiner Freundin Anna Funck das Buch *Die Stressmanagerinnen*, kümmerte mich um meinen Job, den Haushalt – und dazu kam die ständige Sorge um mein Fellkind. Ich war fix und fertig mit meinen Nerven. Alles schien zu viel zu sein. Ich hätte wegen jeder Kleinigkeit anfangen können zu weinen. Selbst tägliche Aufgaben wie Einkaufengehen wurden plötzlich zum scheinbar unüberwindbaren Hindernis.

Anhand eines Blutbilds, das in dieser Zeit bei mir gemacht wurde, sah ich, dass mein DHEA-Wert (Dehydroepiandrosteron), das Jugendlichkeitshormon, nicht im oberen Drittel des Referenzbereichs lag. Das wunderte mich nicht. Denn DHEA wird vor allem in den Nebennieren gebildet, das sind die kleinen Organe, die wie Käppchen auf unseren Nieren sitzen. Und diese sind für die Produktion unserer Stresshormone zuständig, also für Cortisol, Adrenalin, Noradrenalin und so weiter. Sind die Nebennieren erschöpft, sinkt auch die Produktion von DHEA. Das ist meist das erste Anzeichen für eine Nebennierenschwäche oder neudeutsch: für einen Burn-out. Mehr dazu finden Sie im Kapitel »Cortisol und Stress« ab Seite 136.

DHEA ist das Hormon, von dem am meisten im Körper gebildet wird – und gerade für uns Frauen in der Perimenopause ist es unglaublich wichtig. Leider haben es die wenigsten Ärzte auf dem Schirm. Dieses Hormon ist eine Vorstufe von Östrogen und Testosteron. Und mit ungefähr 30 Jahren erreicht die DHEA-Produktion im Körper den Höhepunkt, danach fällt sie Jahr für Jahr ab. Während der Perimenopause spüren wir meist zum ersten Mal einen DHEA-Mangel: Erschöpfung, Stimmungsschwankungen, Schlafstörungen, nachlassende Libido und ein generelles Gefühl von *nicht mehr in der eigenen Kraft sein* sind typische Symptome, die in der Folge der schwächelnden DHEA-Produktion auftreten können.

Um DHEA herzustellen, braucht der Körper Cholesterin. Und es müssen noch einige weitere Parameter stimmen, damit das tatsächlich klappt: Wir dürfen nicht im Dauerstress sein, denn erhöhtes Cortisol hemmt die Produktion von DHEA in den Nebennieren. Da es vor allem nachts gebildet wird, ist ein erholsamer Schlaf wichtig. Gesunde Fette (zum Beispiel Nüsse, Avocado, Olivenöl) sind zur Bildung von DHEA unerlässlich. Zusätzlich unterstützen Krafttraining, ein gesundes Körpergewicht und möglichst wenig Alkohol den Körper dabei, ausreichend DHEA zu bilden.

Wie schon erwähnt, sind DHEA und Cortisol Gegenspieler. Während der Spiegel des Jugendlichkeitshormons ab 30 immer weiter sinkt, produziert der Körper aber immer weiter Cortisol. Und in der Mitte des Lebens sind wir leider in der Regel dem größten Stress ausgesetzt: Familie, Beruf, finanzielle Verpflichtungen, die Eltern werden langsam alt, und so weiter – jede Menge Stresspotenzial also. Die Folge: Das hormonelle Gleichgewicht verschiebt sich. Deshalb haben wir in unseren Dreißigern, spätestens in den Vierzigern, auch immer öfter das Gefühl, wesentlich stressempfindlicher, weniger resilient und dafür anfälliger für Infekte zu sein und schneller zu altern.

DHEA gilt als *das* Anti-Aging-Hormon schlechthin. Dabei geht es nicht um unnatürlich operierte Gesichter oder trendige Longevity-Kuren aus dem Labor. Es geht um die natürliche Wirkung eines körpereigenen Stoffes, den wir durch unseren modernen Lebensstil früher verlieren, als es eigentlich der normalen Entwicklung entsprechen würde. Und das spüren wir, denn ein gesundes DHEA-Level sorgt für:

- mehr Energie und Vitalität
- besseren Schlaf
- eine bessere Stimmung und mentale Ausgeglichenheit
- eine erhöhte Libido
- eine bessere Hautstruktur und mehr Muskelkraft
- ein gesünderes Herz-Kreislauf-System
- einen balancierten Blutzuckerspiegel (und damit für ein geringeres Risiko für eine Insulinresistenz/Diabetes Typ 2)
- bessere kognitive Fähigkeiten
- gesündere Mitochondrien (die Kraftwerke unserer Zellen)
- weniger Fett

- ein gesünderes Körpergewicht
- eine bessere Immunabwehr
- mehr Stressresilienz
- weniger graue Haare
- ein geringeres Risiko für bestimmte Krebserkrankungen
- ein geringeres Risiko, an Depressionen zu erkranken
- ein geringeres Risiko für Arteriosklerose

Von ganzheitlichen Ärzten habe ich schon oft gehört, dass Patienten, die an dem Chronischen Fatigue-Syndrom (ME/CFS), Post-Vac (multiples Erkrankungsbild nach der Corona-Impfung) oder Post-COVID (multiples Erkrankungsbild nach einer COVID-Infektion) leiden, von einer DHEA-Gabe profitieren, weil die Stressachse wieder aktiviert wird.

Und auch mit der Schilddrüse steht das Prohormon in enger Wechselwirkung und kann bei einer Schilddrüsenunterfunktion stabilisierend auf das Hormonsystem zwischen Hypothalamus, Hypophyse, Nebennieren bis hin zur Schilddrüse wirken. Außerdem kann es den Stoffwechsel von Vitamin D3, B12 und Folsäure positiv beeinflussen – die sind allesamt wichtig für die Hormonregulation, (Zell-)Energie und Immunfunktion.

Anders als zum Beispiel in den USA ist DHEA in Deutschland eigentlich nur auf Rezept erhältlich (die Ausnahme finden Sie im Anhang unter den Bezugsadressen). Aber die wenigsten Ärzte haben eine Ahnung von einer optimalen Dosierung bei Frauen. Die sollte nämlich sehr viel niedriger sein als bei Männern. Da DHEA in Testosteron umgewandelt werden kann, können bei Frauen Nebenwirkungen wie eine fettige Haut, Härchen am Kinn, eine tiefere Stimme und Haarausfall auftreten. Nach ein paar Tagen ohne Hormongabe gehen diese allerdings meist wieder zurück. Frauen sollten daher eine Tagesdosis von nicht mehr als zehn Milligramm (morgens) einnehmen. Wenn Sie nach einiger Zeit bemerken, dass sich Ihr Wohlbefinden stabilisiert, können Sie versuchen, nur noch an drei oder vier Tagen pro Woche DHEA einzunehmen. So umgehen Sie sicher die oben genannten unschönen Nebenwirkungen, ohne die gesundheitlichen Vorteile einzuschränken.

Schauen wir noch einmal auf meine persönliche Geschichte am Anfang dieses Kapitels: Ich besorgte mir also DHEA, nachdem meine Blutwerte so schlecht waren, dass ich einem Burnout nahe war, weil Enna im Sterben lag. Und schon nach wenigen Tagen spürte ich, wie ich mich innerlich wieder aufrichtete. Die Situation im Außen wurde zwar nicht besser, aber ich konnte mit alldem besser umgehen. Nach einigen Wochen änderte ich die tägliche Dosis und schluckte die Tabletten nur noch alle zwei Tage, was mir genauso half. Mein Energielevel stieg trotz der Anspannung, mein Gehirn funktionierte besser, und ich hatte das Gefühl, dass nicht mehr so viele neuen grauen Haare dazukamen.

Da wir alle heutzutage in solchen Situationen stecken, die uns mehr als fordern, sollte DHEA als wichtiger Baustein in der Perimenopausen-Hormontherapie zumindest in Betracht gezogen werden. Weil wir die Chance auf mehr Energie, Stabilität und Lebensfreude vielleicht nicht missen möchten.

Zusammenfassung

- DHEA ist das am meisten produzierte Hormon im menschlichen Körper.
- Es ist eine Vorstufe von Testosteron und Östrogen.
- Typische DHEA-Mangelsymptome: Erschöpfung, Kraftlosigkeit, Stimmungsschwankungen, Schlafstörungen, nachlassende Libido.
- Der Körper braucht Cholesterin und gesunde Fette (aus Nüssen, Olivenöl, Avocados) zur Bildung von DHEA. Stress, zu wenig Schlaf, Übergewicht und Alkoholkonsum verhindern einen gesunden DHEA-Spiegel.
- DHEA gilt als *das* Anti-Aging-Hormon schlechthin und hat einen positiven Einfluss auf alle körpereigenen Systeme, zum Beispiel Energiehaushalt, Immunabwehr, Blutzuckerstabilität, Muskelauf- und Fettabbau, kognitive Fähigkeiten, Herz-Kreislauf-System. Ein optimaler DHEA-Spiegel kann uns vor bestimmten Krebserkrankungen, Arteriosklerose und Depressionen schützen.
- Da DHEA auch in Testosteron umgewandelt werden kann, sollten Frauen nicht mehr als zehn Milligramm täglich (morgens) einnehmen. Nach der Stabilisierung des Wohlbefindens können Sie die Dosis und den Einnahmerhythmus reduzieren.

Kapitel 5

Testosteron – Frauen haben mehr davon als vermutet

Sie haben ja schon von meiner Odyssee zum Thema Östrogen gelesen. Seinerzeit bestand ich bei der Blutabnahme darauf, dass auch der Testosteronwert bestimmt werden sollte. Trotz regelmäßigem Krafttraining und Yoga konnte ich nämlich keine Muskeln aufbauen und meine Stimmung war auch schon länger im Keller.

Überraschung! Als das Ergebnis kam, war der Testosteronwert extrem niedrig. Also verschrieb mir mein Hausarzt 0,2-prozentiges liposomales Testosteron-Gel. Das schmierte ich ab da jeden Morgen auf meine Oberarme. Und es dauerte nur wenige Wochen, da spürte ich, dass Sport plötzlich wieder etwas brachte! Ich konnte die Gewichte steigern und an meinen Armen, Beinen, am Bauch zeigten sich Muskeln. Ohne große Anstrengung nahm ich sogar ein paar Kilo ab. So etwas hatte ich jahrelang nicht erlebt, egal, wie viel ich trainierte. Und meine Stimmung stabilisierte sich.

Etwa drei Monate nach Beginn der Testosterontherapie bemerkte ich allerdings, dass meine Haut anfing, fettiger zu werden als normalerweise. Also setzte ich das Gel wieder ab – und vergaß es ehrlich gesagt dann auch recht schnell in der Schublade des Badezimmerschranks.

Vier Monate später war ich im Fitnessstudio zur Bestandsaufnahme der Trainingseffekte: Gewicht, Umfang am Po, an den

Beinen, Armen, Hüften und unter der Brust wurden gemessen. Und dazu der Fett- und Muskelanteil im Körper. Zu meinem und meines Trainers großem Entsetzen waren die beiden Letzteren schlechter geworden: weniger Muskeln, mehr Fett. Genau das möchte man ja nicht, wenn man dreimal die Woche zum Sport geht und sich ordentlich anstrengt. Wir rätselten gemeinsam, woran es liegen könnte: Ernährung – ich aß genügend Eiweiß, wenig Kohlenhydrate. Fiel also aus. Stress – ja! Hatte ich aber auch schon früher gehabt und kann ich gut handeln. Fiel auch aus. Auf mehr Ideen kamen wir nicht. Und so verließ ich ein wenig entmutigt das Fitnessstudio. Mir ließ diese unschöne Entwicklung keine Ruhe. Ich grübelte tagelang darüber nach. Bis mir das Testosteron-Gel aus der Schublade im Badezimmerschrank plötzlich wieder in die Hände fiel. »Na, klar«, dachte ich. »Das ist es! Das Testosteron fehlt!« Ein Mangel wird schließlich nicht für immer ausgeglichen, nur weil man ein Hormonpräparat ein paar Monate lang benutzt und dann wieder abgesetzt hat. Und so begann ich sofort wieder damit, mir das Gel auf die Haut zu schmieren – und, siehe da, es wirkte. Ich spürte schon nach zwei Wochen die Fortschritte beim Training und mein Gewicht sank wieder.

Testosteron ist eigentlich *das* männliche Geschlechtshormon schlechthin – aber, wie Sie jetzt gesehen haben, brauchen auch wir Frauen es *dringend.* In der Perimenopause lässt meist auch beim Testosteron die Produktion stetig nach.

Testosteron wird bei uns Frauen hauptsächlich in den Eierstöcken (den Ovarien), den Nebennieren und im peripheren Gewebe (zum Beispiel Fettgewebe), und hier aus dem Jugendlichkeitshormon DHEA und aus Androstendion gebildet. Reduzieren die Eierstöcke immer mehr die Hormonproduktion, geraten wir Frauen oft in einen Testosteronmangel. Und den spüren wir deutlich: Uns fehlen plötzlich der Antrieb und Biss, etwas zu unternehmen, um- und durchzusetzen. Unsere Konzentration und Aufmerksamkeit schwächeln. Wir können keine oder nur schwer Muskeln aufbauen, dafür erhöht sich der Fettanteil im Körper – haben wir ja bei mir gesehen. Wir nehmen zu, weil der Grundumsatz sinkt, also der Kalorienverbrauch im Ruhezustand. Und natürlich verbessert Testosteron auch bei uns Frauen die sexuelle Funktion, das heißt im Umkehrschluss, dass zu wenig davon im Körper einen ungünstigen Effekt auf Libido, Erregung, vaginale Feuchtigkeit und Orgasmus haben kann und nicht selten zu Schmerzen beim Sex führt. Es gibt sogar Hinweise darauf, dass ein optimaler Testosteronspiegel das Brustkrebsrisiko verringern kann.[3] Außerdem kann ein Testosterongel bei Frauen, die kein Östrogen nutzen können (zum Beispiel wegen hormonellen Brustkrebses) eine gute Alternative gegen klassische Perimenopausen- und Menopausensymptome sein. Und wir haben Rezeptoren für Testosteron im Gehirn, in den Muskeln, Knochen, im Herz-Kreislauf-System. Ohne die richtige Menge des Hormons im Körper fühlen wir uns einfach nicht mehr wie wir selbst! Ich finde, das sind allesamt zu wichtige Faktoren, um einfach darüber hinwegzugehen.

Der Vollständigkeit halber sei noch erwähnt, dass nicht nur die Perimenopause einen Testosteronmangel hervorrufen kann. Auch eine Unterernährung, also ständige Diäten, eine Leberzirrhose, eine Nebennierenrindeninsuffizienz (Morbus Addison) und ein erhöhter SHBG-Wert (Sexualhormonbindendes Globulin) können die gleichen Symptome wie bei einem Testosteronmangel hervorrufen.

Wie immer: Lassen Sie beim nächsten Bluttest auch Ihren Testosteronwert bestimmen – und zwar sowohl das freie Testosteron als auch den freien Androgenindex (Testosteron ins Verhältnis gesetzt zu SHBG). Der Letztere ist der *modernere* Wert und genauer.

Die Blutabnahme muss auf nüchternen Magen und zwischen 7:30 und 10 Uhr durchgeführt werden, da auch Testosteron dem zirkadianen Rhythmus unterliegt und morgens sein Maximum erreicht. Und er ist zudem stark vom weiblichen Zyklus abhängig. Dauert der bei Ihnen 28 Tage, sind der dritte bis fünfte Zyklustag perfekt zur Testosteronbestimmung im Blut. Befindet sich der Wert nicht mindestens in der Mitte des Referenzbereichs, sollten Sie mit Ihrem Frauenarzt über den Einsatz eines niedrig dosierten liposomalen Testosterongels sprechen.

PCOS – zu viel Testosteron ist auch nicht gut!

Natürlich ist, wie immer im Leben, zu viel des sogenannten Antriebshormons auch nicht gut. Ganz im Gegenteil. Denn wenn der Testosteronwert im Blut bei Frauen dauerhaft zu hoch ist, bringt das viele unschöne Symptome mit sich: Härchen am Kinn und allgemein an Stellen, an denen wir sie nicht so gern haben – Gesicht, Brust, Arme, Rücken …–, dafür immer weniger auf dem Kopf. Eine unregelmäßige oder ausbleibende Periode, zu lange Zyklen, Fruchtbarkeitsprobleme, Gewichtszunahme, fettige Haut, Akne, psychische Belastungen wie Angst oder Depressionen und viele kleine Zysten in den Eierstöcken sind weitere Symptome. Letzteres ist dann meist auch der finale Beweis für das sogenannte »Polyzystische Ovarialsyndrom«, kurz PCOS genannt. So nennt man das beschriebene Beschwerdebild. Das ist heutzutage eine der am häufigsten vorkommenden Hormonstörungen von Frauen im gebärfähigen Alter und ein ebenso häufiger Grund für ungewollte Kinderlosigkeit. Oft beginnen die Probleme schon in der Pubertät, spätestens bis zum 25. Lebensjahr. Ich hatte schon zwei 17-jährige junge Frauen mit diesem Krankheitsbild in der Beratung. Zur weiteren Diagnostik werden neben dem Ultraschall die Blutfettwerte und die Schilddrüsenwerte (neben TSH, auch fT3 und fT4) bestimmt. Zusätzlich wird neben Testosteron das luteinisierende Hormon (LH) bestimmt, das ebenfalls meist erhöht ist. Und auch die Marker für eine Insulinresistenz – HbA_{1c} und der HOMA-Index – sind oft im erhöhten Bereich. Schulmediziner-Frauenärzte verschreiben daraufhin meist (Androgen unterdrückende) Pillen und geben der Patientin den Rat, doch bitte abzunehmen. Was eine Farce ist, denn durch die medizinische Gemengelage, vor allem die Insulinresistenz, ist Gewicht-Verlieren in den allermeisten Fällen so gut wie unmöglich. Oft ist auch noch die Schilddrüse betroffen, sodass eine optimale Einstellung der Schilddrüsenhormone zusätzlich notwendig ist, um abnehmen zu können.

Eine ganzheitliche Therapie, die nach meiner Erfahrung am besten funktioniert, hat Alissa Vitti in ihren Büchern beschrieben.[4] Die US-Amerikanerin ist Ernährungsberaterin und Expertin für weibliche Hormone. Anstatt mit synthetischen Hormonen den weiblichen Zyklus noch mehr lahmzulegen, unterstützt sie ihn auf natürliche Art und Weise. Zuerst wird der Blutzucker über die Ernährung und über Nahrungsergänzungsmittel wie Zimt stabilisiert. Je nach Zyklusphase schlägt sie unterschiedliche Lebensmittel, bestimmte Arten von Bewegung und Stressreduktion vor, um das Wohlbefinden zu steigern. Mikronährstoffe wie Vitamin D3, B6 und Magnesium unterstützen zusätzlich. Von Kaffee rät sie prinzipiell ab, da das Koffein die Cortisolproduktion anregt und damit den Blutzucker und die Insulinausschüttung steigen lässt. Sie plädiert dafür, Proteine in Form von Eiern, Fleisch oder Fisch, Gemüse und komplexe Kohlenhydrate wie Quinoa, braunen Reis oder Süßkartoffeln zu jeder Mahlzeit zu essen, um satt zu werden und gleichzeitig den Blutzucker zu stabilisieren. Und: Alissa Vitti legt viel Wert darauf, das Darmmikrobiom und die Leber zu stabilisieren, um die Entgiftung und den Abbau von Hormonen zu garantieren. Mit diesem ganzheitlichen Konzept sehen die Betroffenen langfristig gute und lang anhaltende Erfolge.

Zusammenfassung

- Auch Frauen haben Testosteron im Körper, das eigentlich klassische, männliche Geschlechtshormon.
- Es hat positive Auswirkungen auf den Muskelaufbau, die Knochendichte, die Konzentration, den Antrieb und die Libido. Ein optimaler Testosteronspiegel kann Studien[5] zufolge das Risiko für Brustkrebs reduzieren und als Ersatz für Östrogen zur Minderung von Perimenopausen- und Menopausensymptome eingesetzt werden.
- In der Perimenopause produzieren die Eierstöcke immer weniger Testosteron. Wird im Blut ein Mangel festgestellt, sollte der Frauenarzt entscheiden, ob ein Testosterongel in niedriger Dosierung eingesetzt werden kann.
- Wenn der weibliche Körper zu viel Testosteron produziert, nennt sich das Polyzystisches Ovarialsyndrom, kurz PCOS. Symptome: Eierstock-Zysten, Fruchtbarkeitsprobleme, Akne, Insulinresistenz, Gewichtszunahme, psychische Probleme, vermehrter Haarwuchs am Körper, aber Haarausfall auf dem Kopf.
- Eine ganzheitliche Therapie aus Blutzuckerregulation, zyklusabhängiger Ernährung, Stressreduktion und Mikronährstoffen hilft den meisten Betroffenen mehr als die Einnahme der Pille.

Kapitel 6

Pregnenolon – das unbekannte Hormon

Haben Sie schon mal von diesem Hormon gehört? Pregnenolon? Nein? Dann sind Sie nicht alleine damit. Beim Schreiben dieses Buches habe ich so oft gedacht: Warum lernen wir Frauen all das nicht in der Schule? Warum wissen wir nicht genauer, was in unserem Körper und mit unseren Hormonen passiert? Warum sind wir all dem so ausgeliefert? Das werden wir heute nicht lösen. Aber bei dem Thema sollte sich dringend etwas ändern, finde ich.

Zurück zu unserem unbekannten Hormon. Pregnenolon wird in den Nebennieren, im Gehirn, in der Leber, der Haut, den Eierstöcken und in der Netzhaut des Auges produziert. Und zwar aus Cholesterin! Deshalb ist das *verteufelte* Cholesterin so wichtig für Ihre Hormonproduktion. Also vergessen Sie die Warnung vor Eiern und Butter! Erst recht, wenn Sie gleich lesen, welch großartige Dinge Pregnenolon in unserem Körper anrichtet. Aber zuvor noch diese Information: Ähnlich wie bei DHEA sinkt auch die Produktion dieses Hormons ab dem 30. Lebensjahr kontinuierlich. Ein Mangel zeigt sich in folgenden Symptomen:

- Müdigkeit
- Abgeschlagenheit
- Konzentrationsstörungen

- Gedächtnisschwäche
- Schlafstörungen
- rheumatische Beschwerden
- Arthritis
- Herz-Kreislauf-Erkrankungen
- Depressionen
- Angststörungen
- Libidoverlust

Und jetzt raten Sie mal, wer Ihnen am meisten Pregnenolon klaut? Richtig! Stress! Noch ein Grund, an das Thema mal ranzugehen.

Pregnenolon wird auch die *Mutter* der Steroidhormone genannt, denn aus ihm entstehen unter anderem Progesteron, DHEA, Testosteron und Östradiol. Und schon sehen Sie, warum es so wichtig ist, auch den Pregnenolonwert (spätestens in der Perimenopause) im Blut zu bestimmen: Ohne Ausgangsstoff gibt es kein Endprodukt!

Aber auch das Hormon selbst hat vielfältige positive Wirkungen auf den ganzen Körper: Pregnenolon verbessert das Gedächtnis, es wirkt sich positiv auf unsere Stimmung sowie auf unsere Vitalität aus und kann dazu beitragen, Depressionen zu verringern. Bereits 1940 wurde es zudem mit Erfolg zur Behandlung rheumatischer Gelenkerkrankungen eingesetzt. Pregnenolon wirkt sich durch die Aktivierung der GABA-Rezeptoren im Gehirn positiv auf den Schlaf aus. Unser Herz-Kreislauf-System profitiert von einem guten Pregnenolon-Spiegel; auch die entzündungshemmende Abwehr wird dadurch gestärkt. Als Vorläufersubstanz weiblicher Sexualhormone wirkt sich Pregnenolon stabilisierend auf deren Produktion aus und kann sämtliche Perimenopausen-Symptome verhindern – zumindest solange die Eierstöcke noch arbeiten.

Bioidentisches Pregnenolon kann man vom Arzt verschrieben bekommen. Sprechen Sie ihn unbedingt darauf an. Natürlich sollte immer zuerst im Blut nachgeschaut werden, wie Ihr aktueller Spiegel aussieht.

Es gibt viele Einsatzmöglichkeiten von Pregnenolon, zum Beispiel:

1. **Zur Unterstützung der Hormonproduktion**
   Da Pregnenolon der Ausgangsstoff für Östrogen und Progesteron ist, kann eine Einnahme von Pregnenolon in der Perimenopause den Körper unterstützen und viele typische Perimenpausen-Symptome bessern. Besprechen Sie das mit Ihrem behandelnden Arzt. Solange die Eierstöcke noch mitspielen, kann das Sinn machen. Dosierungen von 50–100 mg sind sicher und meist nebenwirkungsfrei. Menschen, die an Epilepsie leiden, sollten kein Pregnenolon einnehmen.

2. **Bei Stress, chronischer Müdigkeit und Erschöpfung**
   Studien belegen, dass schon 50 Milligramm Pregnenolon am Tag Erschöpfung und andere Stresssymptome wirkungsvoll verbessern kann. Auch bei Schlaflosigkeit, Depressionen oder Angstzuständen kann diese Dosis eine positive Wirkung entfalten. Manche Ärzte empfehlen auch eine Kombination von DHEA, Melatonin und Pregnenolon zur optimalen Energiegewinnung für den Tag. Morgens nimmt man das Jugendlichkeitshormon zusammen mit Pregnenolon und zur Nacht für einen erholsamen Schlaf Melatonin. Das ist sozusagen die Anti-Aging-Routine zur Stresskontrolle, Erholung und Erhöhung der Wi-

derstandskraft gegen Gesundheitsstörungen in allen Körperbereichen bis ins hohe Alter.

3. Zur Unterstützung der Gedächtnisleistung

Pregnenolon bewirkt eine Steigerung von Konzentration und Denkvermögen, gerade in stressigen Phasen des Lebens – von denen wir ja zahlreiche haben – und auch schon bei uns Frauen im jüngeren Alter. Zudem kann es vor altersbedingten Einschränkungen der Hirnleistung und vor Demenzerkrankungen schützen.

4. Bei entzündlichen Gelenkerkrankungen und rheumatischen Beschwerden

Gelenkschmerzen sind ein typisches Perimenopausen-Symptom. Wenn Östradiol bei Ihnen nicht dagegen hilft, kann Pregnenolon eine Alternative sein. Im Vergleich zu Kortison und anderen Antirheumatika ist es deutlich verträglicher, ohne dass die Wirkung beeinträchtigt werden würde.

5. Diabetes

Bleibt eine Insulinresistenz lange unbehandelt, steigt das Risiko für einen Typ-2-Diabetes. Pregnenolon regt die Funktion und Erneuerung der Beta-Zellen in der Bauchspeicheldrüse an, die Insulin bilden. Zusammen mit DHEA kann das Mutterhormon daher in der Therapie von Diabetes oder des metabolischen Syndroms (eine Kombination aus Übergewicht, Diabetes und Gefäßschädigungen) hilfreich sein.

Zusammenfassung

- Pregnenolon ist *das* unbekannte Hormon.
- Es ist der Ausgangsstoff für andere Steroidhormone wie Testosteron, Progesteron, DHEA und Östradiol.
- Ab 30 Jahren sinkt die körpereigene Produktion von Pregnenolon, und die ersten Mangelsymptome können auftreten: Erschöpfung, Depressionen, Konzentrationsstörungen, Schlafprobleme, ein erhöhtes Risiko für Herz-Kreislauf-Erkrankungen.
- Stress lässt den Pregnenolonspiegel zusätzlich sinken.
- Eine vom Arzt verschriebene bioidentische Pregnenolon-Hormongabe kann helfen, um die Produktion von Östrogen und Progesteron in der Perimenopause zu unterstützen. Bei Stress und chronischer Erschöpfung können zusätzlich DHEA und Melatonin gegeben werden. Bei Gelenkschmerzen, Diabetes und zur Unterstützung der Gehirnleistung bis ins hohe Alter ist Pregnenolon eine mögliche Alternative zu anderen Medikamenten.
- Eine Dosis von 50–100 mg ist sicher, es sind keine Nebenwirkungen zu erwarten.

Kapitel 7

Melatonin – und plötzlich kann man nicht mehr schlafen

Ich nehme schon seit Jahren Melatonin, bevor ich ins Bett gehe. Das liegt an einem Gendefekt, den mein Arzt 2018 bei mir diagnostiziert hat. Er sagt seitdem immer: »Du hast ein Gaspedal, aber keine Bremse.« Das bedeutet: Mein Körper kann Stresshormone und Neurotransmitter wie Adrenalin, Noradrenalin und Dopamin bilden, aber es fehlen die Enzyme, um sie wieder abzubauen. Das nennt sich in der Fachsprache *slow COMT* (oder *verminderter COMT-Polymorphismus)*. Und deshalb besteht die Gefahr, dass ich abends nicht runterfahren kann. Schlafen wird dann schwierig. Ich trinke keinen Kaffee und nichts anderes, was aufputscht. Ich trage ab dem Nachmittag drinnen bei künstlichem Licht – und wenn ich doch mal am Handy oder Rechner bin – eine Blaulichtfilterbrille, damit die Melatoninproduktion nicht gebremst wird. Sport mache ich bevorzugt morgens oder vormittags, damit ich abends nicht noch aufgeputschter bin.

Und deshalb nehme ich – wie gesagt – seit Jahren sehr hohe Dosen Melatonin. Das ist nicht nur unser Schlafhormon, sondern auch eines der stärksten körpereigenen Antioxidantien. Melatonin ist wirksamer als Vitamin E und C. Es stärkt die zelluläre Abwehr, wirkt entzündungshemmend, schützt uns vor altersbedingten Krankheiten wie Alzheimer und reduziert die Toxizität von Medikamenten und Drogen. Und: Es beeinflusst die Freisetzung unserer Sexualhormone. Unser Gedächtnis wird von Melatonin beeinflusst. Natürlich hilft es uns auch, erholsam und tief zu schlafen. Zudem steuert es unseren Schlaf-Wach-Rhythmus.

Welche Menge vom Schlafhormon ausgeschüttet wird, hängt tatsächlich von unserem Auge ab: Indem Tageslicht auf die Netzhaut fällt, wird die Melatonin-Ausschüttung gehemmt. Bei Dunkelheit hingegen wird die Freisetzung angeregt. Nachts ist der Spiegel des Schlafhormons ungefähr drei- bis zwölfmal höher als tagsüber. Das hängt vom Alter ab. Je jünger wir sind, desto mehr Melatonin wird ausgeschüttet. Deshalb fängt in der Perimenopause bei vielen das Thema Schlaf langsam an, zum Problem zu werden. Weiter unten lesen Sie mehr zu der Problematik.

Das freigesetzte Hormon dockt an Rezeptoren zum Beispiel im Gehirn und an einigen Immunzellen an. Dadurch signalisiert es dem Körper, dass jetzt Ruhe angesagt ist. Der Blutdruck sinkt, der Energieverbrauch wird gedrosselt. Und: Die Körpertemperatur geht runter. Je länger es dunkel ist, desto länger wird Melatonin ausgeschüttet. Das ist der Grund, warum wir im Herbst und Winter müder sind, aber im Sommer später ins Bett gehen und meist ohne Probleme früher aufstehen können. Es bedeutet aber auch, dass helles Licht am Abend die Produktion des Schlafhormons um bis zu 50 Prozent reduzieren kann. Gleich gibt es Tipps, wie Sie das verhindern können. Aber jetzt sprechen wir erst mal darüber, was der Körper für die Bildung von Melatonin braucht.

Der Körper braucht als Grundstoff unser Glückshormon Serotonin. Und um das herzustellen, muss genügend von der Aminosäure L-Tryptophan vorhanden sein, die zunächst in 5-HTP und das dann wiederum in Serotonin umgewandelt wird. Daraus entsteht im besten Fall Melatonin.

L-Tryptophan kann man als Nahrungsergänzungsmittel bekommen – oder einfach essen. Am meisten enthalten ist es in Fleisch, Geflügel, Fisch (vor allem Thunfisch), Eiern, Nüssen (vor allem Cashewkernen), Weizenkeimen, Sonnenblumenkernen, Limabohnen, Sesam und Käse wie Edamer, Brie, Parmesan und Emmentaler.

Was hat der zirkadiane Rhythmus mit Melatonin zu tun?

Der zirkadiane Rhythmus ist sozusagen unsere innere Uhr und diese ist direkt vom Licht abhängig. Im besten Fall vom natürlichen Licht der Sonne. Deshalb ist es so wichtig, morgens nach dem Aufstehen als Erstes in die Sonne (selbst wenn der Himmel bedeckt ist) zu schauen – und nicht ins Handy. Unser zirkadianer Rhythmus dauert 24 Stunden und legt fest, welche hormonellen Botenstoffe (zum Beispiel Cortisol, Insulin und eben Melatonin) zu welchem Zeitpunkt ausgeschüttet werden. Der für unser Leben bedeutendste Teil dieses Zyklus ist der Schlaf-Wach-Rhythmus, der sich evolutionsbedingt seit Tausenden von Jahren (kaum) verändert hat. Hier spielt neben dem Schlafhormon Melatonin auch noch Cortisol eine große Rolle.

- Am Abend (wenn es dunkel wird) steigt der Melatoninspiegel immer weiter an. Das führt dazu, dass man zunehmend müder wird und gut einschlafen kann.

- In den frühen Morgenstunden, wenn es draußen langsam hell wird, beginnt der Körper, das aktivierende Hormon Cortisol freizusetzen. Der Cortisolspiegel steigt dann stetig an.
- Sobald eine bestimmte Cortisolkonzentration im Blut erreicht wurde, werden wir wach. Nun sorgt das Cortisol dafür, dass wir tagsüber vital, leistungsfähig und aktiv bleiben können, bis abends erneut die Melatoninfreisetzung beginnt.

Für das Wohlbefinden, die Gesundheit, unsere Hormonbalance und auch für einen erholsamen Schlaf ist es von großer Bedeutung, sich im Einklang mit diesem natürlichen, zirkadianen Rhythmus zu bewegen.

Schlafprobleme in der Perimenopause

Wenn man sich Grafiken über die Entwicklung der weiblichen Hormone ab dem Alter von 30 Jahren bei Frauen anschaut, kann man sehen, dass zuerst die Menge an Progesteron abnimmt – und bald auch die von Melatonin. Das ist mit ein Grund für die Schlafstörungen, die in dieser Phase vermehrt auftreten. Ein zu geringer Melatoninspiegel zeigt sich vor allem in Form von Müdigkeit und Einschlafstörungen. Mit der Zeit gerät der Schlaf-Wach-Rhythmus immer mehr aus dem Gleichgewicht, was zunehmend die Alltagsbewältigung erschwert und die Lebensqualität sehr einschränkt. Auch tagsüber macht sich eine ausprägte Erschöpfung bemerkbar, die Konzentrationsfähigkeit sinkt und infolgedessen besteht auch eine erhöhte Unfallgefahr. Chronische Schlafstörungen können die psychische Gesundheit massiv beeinträchtigen, was sich unter anderem in Form von Stimmungsschwankungen, Nervosität, erhöhter Reizbarkeit oder depressiven Verstimmungen bemerkbar machen kann. Das sind auch alles typische Perimenopausen-Symptome.

Aber das ist noch nicht alles: Wenn wir nur fünf Nächte nicht erholsam schlafen, steigt das Risiko für eine Insulinresistenz, die Vorstufe von Typ-2-Diabetes. Hinzu kommt, dass unser Hungerhormon direkt mit der Schlafqualität verbunden ist. Das bedeutet, wir essen wesentlich mehr, wenn wir müde sind, als im ausgeschlafenen Zustand. Und schon kann die Waage unschöne hohe Zahlen anzeigen. Das Risiko für chronische Krankheiten wie Herz-Kreislauf-Erkrankungen (Bluthochdruck, Herzinfarkt und Schlaganfall) steigt zudem. Deshalb ist es so wichtig, für erholsamen Schlaf zu sorgen – gerade in dieser fordernden Phase unseres Lebens.

Allerdings gibt es neben dem schwindenden Melatonin noch andere mögliche (hormonelle) Ursachen für Schlafprobleme in der Perimenopause:

- Hormonschwankungen: Sinkendes Progesteron, das beruhigend wirkt, stört den Schlaf-Wach-Rhythmus.
- Hitzewallungen und Nachtschweiß: Schwankendes Östrogen, das auch nachts plötzliche Schweißausbrüche auslösen kann, hindert uns immens daran, gut ein- und durchzuschlafen.
- Cortisol und Blutzucker: Sinkt der Blutzucker nachts plötzlich ab, produziert der Körper Cortisol. Die Folge: Der Blutzucker steigt, aber wir werden meist auch wach und können nicht mehr wieder einschlafen.

Was tun bei Schlafstörungen?

- Versuchen Sie, mindestens 60 Minuten (besser sind drei Stunden) vor dem Schlafengehen grelle Beleuchtung zu vermeiden. Kerzen oder rotes Licht von unten imitieren das Lagerfeuer unserer Vorfahren in der Höhle und lassen unser System runterfahren. Grelles weißes Licht und auch Blaulicht hemmen hingegen die Melatoninbildung des Körpers.
- Verzichten Sie auf die Nutzung elektronischer Geräte am Abend wie Smartphones, Laptops, Tablets und Fernseher. Diese strahlen blaues Licht aus, das stimmungsaufhellend wirkt und die natürliche Melatoninbildung hemmt. Schlafexperten raten dazu, ein bis zwei Stunden vor dem Schlafen alle Geräte mit künstlichem Licht komplett beiseitezulegen. Sollte es mal nicht möglich sein, auf die Geräte zu verzichten, so sollte unbedingt der Blaulichtfilter darin aktiviert werden. Mittlerweile verfügen viele moderne Geräte über einen solchen Nachtmodus.
- Zusätzlich unterstützt das Tragen einer Blaulichtfilter-Brille ab drei Stunden vor dem Schlafen die Melatoninproduktion.
- Gehen Sie nach Möglichkeit immer zur selben Uhrzeit ins Bett – nicht nur unter der Woche, sondern auch am Wochenende. Stehen Sie auch zur selben Uhrzeit morgens auf. Eine gute Abend- und Morgenroutine fördert eine normale Melatoninproduktion und hilft Ihnen, mit voller Energie in den Tag zu starten.
- Bereits kleinste Lichtreize in der Nacht können die natürliche Melatoninproduktion hemmen, zum Beispiel die LED-Anzeige des Weckers oder das Licht der Straßenlaternen, das durch die Vorhänge scheint. Sorgen Sie daher für eine kom-

plette dunkle Umgebung. Manchen hilft hierbei eine Schlafmaske.

- Achten Sie auf eine kühle Umgebung, 16 bis 18 Grad sind die ideale Temperatur, um gut zu schlafen. Und: Das Schlafzimmer sollte nur zum Schlafen, nicht zum Bügeln, Arbeiten oder Fernsehgucken da sein.
- Es gibt bestimmte Medikamente (wie Glukokortikoide, Acetylsalicylsäure, Betablocker, manche Antidepressiva), die eine natürliche Melatoninbildung negativ beeinflussen können. Besprechen Sie mit Ihrem Arzt, ob eine Einnahme dieser Medikamente zwingend erforderlich ist oder ob es unter Umständen alternative Präparate gibt, die die Melatoninsynthetisierung nicht so sehr stören.
- Vermeiden Sie Nikotin- und Alkoholkonsum am Abend. Diese Genussmittel wirken sich negativ auf die Melatoninbildung aus und können zudem die Wirkung des Schlafhormons mindern. Wer regelmäßig zu solchen Stimulanzien greift, bringt die eigene innere Uhr aus dem Takt und stört so eine erholsame Nachtruhe.
- Der Körper braucht bis zu 20 Stunden, um Koffein komplett abzubauen. Vermeiden Sie gerade bei Schlafstörungen deshalb den Konsum von koffeinhaltigem Kaffee. Mittlerweile gibt es fast überall entkoffeinierte Alternativen. Die gleiche Problematik bringen auch Cola, grüner und schwarzer Tee, Matcha und Energydrinks mit sich.
- Achten Sie darauf, Sport nicht auf die späten Nachmittags- oder Abendstunden zu legen. Sonst verhindert das das entspannte Einschlafen.
- Essen Sie abends tryptophanreiche Lebensmittel (siehe Zusammenfassung weiter unten). Aber achten Sie darauf, die

letzte Hauptmahlzeit mindestens drei Stunden vor dem Zubettgehen einzunehmen, denn ein voller Bauch und aktive Verdauungsarbeit verhindern eine ruhige Nacht.

- Magnesium ist ein lebenswichtiger Mineralstoff für Körper und Geist, der das Nervensystem und normale psychische Funktionen unterstützt. Wird der Magnesiumbedarf des Körpers nicht in ausreichender Menge gedeckt, so ist auch die Bildung des Schlafhormons Melatonin beeinträchtigt. Schlafunterstützend wirken auch Zink, Omega 3 und Vitamin D3. Mehr dazu finden Sie im Kapitel »Mikronährstoffe« ab Seite 172.
- Zusätzlich kann die Aminosäure Taurin das Nervensystem beruhigen. Zwei Gramm abends eingenommen, können die GABA-Aktivität unterstützen. GABA ist unser wichtigster Entspannungsstoff im Körper. So werden Stresssymptome gemildert und der Schlaf gefördert.
- Für viele meiner Klientinnen macht Myo-Inositol einen immensen Unterschied, wenn es um das Thema Schlaf geht. Das Molekül (das auch den Blutzucker stabilisiert und so beim Abnehmen helfen kann) wirkt wie ein Signalverstärker für unsere Neurotransmitter und unterstützt die Kommunikation zwischen Serotonin, Dopamin und GABA. Das sind die Botenstoffe für Ruhe, Zufriedenheit und Entspannung. Auch gegen PMS-Symptome und nächtliches Grübeln kann Myo-Inositol ein wirkungsvolles Mittel sein. Fünf Gramm des weißen, süßlich schmeckenden Pulvers in einem Glas Wasser aufgelöst vor dem Zubettgehen getrunken, hat die beste Wirkung.
- Auch pflanzliche Stoffe aus Lavendel, Passionsblume, Baldrian, Melisse und Hopfen wirken beruhigend und schlaf-

fördernd. Eingenommen als Kapseln, Tee oder in Tropfenform, kann damit die Melatoninsynthese angeregt werden. Sie können auch einige Tropfen ätherisches Lavendelöl auf ein Taschentuch träufeln und es dann in der Nähe Ihres Kissens platzieren. Der Duft beruhigt und macht schläfrig.

- Mehr zum Thema Stress und wie Sie ihn vermeiden können, auch um besser zu schlafen, finden Sie im Kapitel »Cortisol und Stress« ab Seite 126.
- Östrogen und Progesteron haben einen großen Einfluss auf unseren Schlaf: Progesteron hat einen entspannenden und schlaffördernden Effekt. Östrogen reduziert Hitzewallungen. Deshalb und aus vielen anderen Gründen macht es in der Perimenopause Sinn, die Hormone im Blut bestimmen zu lassen und bei Symptomen wie unter anderem Schlafstörungen mit einer bioidentischen Hormonersatztherapie gegenzusteuern. Mehr dazu finden Sie ab Seite 143 im Kapitel zu besagter Therapie.
- Eigentlich sind Melatoninpräparate verschreibungspflichtig. Es gibt aber auch Melatoninsprays oder -tabletten frei verkäuflich im Internet, in Drogerien und Apotheken. Das liegt daran, dass es bisher kein Gerichtsurteil darüber gibt, ob ein bestimmtes Präparat ein Arzneimittel ist oder nicht. Das Urteil würde dann auch nur für das eine Produkt gelten. Deshalb gibt es diese Grauzone, die wir in der Perimenopause wunderbar nutzen können, wenn wir nicht gut schlafen können. Empfehlenswert sind Sprays oder Tropfen mit einer niedrigen Dosierung von einem Milligramm Melatonin, kurz vor dem Zubettgehen eingenommen. Lutschtabletten funktionieren auch sehr gut, weil die Bioverfügbarkeit über die Mundschleimhaut aufgenommen gut ist. In verschrei-

bungspflichtigen Präparaten ist das Schlafhormon meist in retardierter Form enthalten: Das heißt, der Wirkstoff wird dem Körper nicht in kompletter Dosis auf einmal zur Verfügung gestellt, sondern über einen längeren Zeitraum hindurch die ganze Nacht. Da sich Melatonin im Organismus rasch abbaut, kann eine verzögerte Freisetzung den Hormonspiegel über einen längeren Zeitraum konstant halten und so für einen dauerhaft erholsamen Schlaf sorgen. Wenn Sie Einschlafprobleme haben, reicht die freiverkäufliche Variante aber auch aus. Zu Beginn kann selbst die niedrigste Dosis dazu führen, dass Sie außergewöhnlich lange schlafen oder am Morgen nach dem Aufstehen müder sind als normalerweise. Das legt sich mit der Zeit. Der Körper muss sich erst wieder daran gewöhnen, mit Melatonin umzugehen. Therapeutisch werden sehr viel höhere Dosen davon eingesetzt, vor allem bei Krebspatienten. Ich nehme wegen des gesagten Gendefekts zwischen 90 und 120 Milligramm jeden Abend ein. Und das ohne Nebenwirkungen. Der Mythos, dass der Einsatz des Schlafhormons dazu führt, dass wir abhängig werden und die Eigenproduktion verhindert wird, ist auch längst widerlegt. Verlegen Sie den ersten Versuch aber trotzdem lieber auf ein Wochenende, wenn am nächsten Tag nichts Wichtiges ansteht. Und tasten Sie sich langsam an Ihre optimale persönliche Dosierung heran. Für uns in der Perimenopause ist noch wichtig zu wissen, dass Melatonin der Gegenspieler zum einen von Cortisol und zum anderen von Histamin ist. Beides kann unseren Schlaf unruhig oder ganz unmöglich machen. Schön, dass man so einfach gegensteuern kann.

Zusammenfassung

- Melatonin ist unser Schlafhormon.
- Es ist eines der stärksten körpereigenen Antioxidantien, stärkt die Abwehr, wirkt entzündungshemmend, schützt vor altersbedingten Krankheiten wie Alzheimer. Es wird erfolgreich in der Krebstherapie eingesetzt und beeinflusst die Freisetzung unserer Sexualhormone.
- Je älter wir werden, desto weniger Melatonin produziert der Körper selbst.
- Zusätzlich bremst Licht die Bildung von Melatonin. Deshalb ist es so wichtig, sich an den natürlichen zirkadianen Rhythmus zu halten: morgens direkt nach dem Aufstehen rausgehen ins natürliche Sonnenlicht (selbst wenn es bewölkt ist). Und abends so wenig künstliches Licht wie möglich. Rotes (Kerzen-)Licht ist erlaubt und wirkt schlaffördernd.
- Tryptophanhaltige Lebensmittel können den Schlaf verbessern. Das sind zum Beispiel Fleisch, Geflügel, Thunfisch, Eier, Cashewkerne, Limabohnen, Sesam und bestimmte Käsesorten wie Edamer, Brie, Parmesan, Emmentaler.
- Zusätzlich helfen Mikronährstoffe wie Magnesium, Vitamin D3, Zink, Omega 3 und die Aminosäure Taurin und Myo-Inositol dem Körper, Melatonin zu bilden.
- Pflanzliche Stoffe aus Baldrian, Hopfen, Melisse und Lavendel, Passionsblume wirken beruhigend und schlaffördernd.
- Das Schlafzimmer sollte kühl, dunkel, aufgeräumt sein.
- Sie sollten immer zur gleichen Zeit ins Bett gehen, um einen erholsamen Schlaf zu fördern.

- Progesteron hat einen entspannenden und schlaffördernden Effekt. Östrogen reduziert Hitzewallungen. Fehlen diese Hormone, schlafen wir schlecht. Deshalb macht auch bei Schlafstörungen eine ausführliche Diagnostik und gegebenenfalls der Einsatz einer bioidentischen Hormonersatztherapie Sinn.
- Melatonin gibt es freiverkäuflich und verschreibungspflichtig. Zum schnelleren Einschlafen reicht die niedrig dosierte, rezeptfreie Variante. Bei Durchschlafstörungen ist das rezeptpflichtige Präparat aus der Apotheke eher zu empfehlen, weil das den Wirkstoff über die Nacht verteilt abgibt und man so besser durchschlafen kann.

Kapitel 8

Insulin – das Fettverbrennungsstopp-Hormon

Sie haben in diesem Buch schon einiges über den Blutzuckerspiegel und Insulin gelesen. Aber was genau passiert da eigentlich? Und warum hat das so einen großen Einfluss auf unser Wohlbefinden – gerade jetzt in der Perimenopause?

Lassen Sie uns vorn beginnen: Sobald wir Kohlenhydrate zu uns nehmen, setzen wir einen Mechanismus in Gang. Die Leber speichert die Kohlenhydrate in Form von Glykogen und gibt es in Glukose (Traubenzucker) umgewandelt ins Blut ab. Der Blutzuckerspiegel steigt. Die Bauchspeicheldrüse produziert daraufhin das Hormon Insulin, dessen Aufgabe es ist, die Glukose in die Zellen zu transportieren, die Energie benötigen. Funktioniert das, sinkt der Blutzuckerspiegel, und alles ist gut. Nur gibt es leider einige Stolpersteine bei der ganzen Sache – und die spüren wir meist in der Perimenopause zum ersten Mal. Denn auch wenn Sie früher abends ohne Probleme beim Italiener einen Teller Pasta mit einem herrlichen Glas Rotwein und danach noch eine Portion Tiramisu genießen konnten, kann es sein, dass das jetzt überhaupt nicht mehr gut geht. Die Sache mit dem Rotwein habe ich schon erklärt – das hat etwas mit Histamin zu tun. Die restliche Erklärung findet sich im Thema Blutzucker.

Ich bin eigentlich der Typ, der viel besser Kohlenhydrate verstoffwechseln kann als zu viel Eiweiß. Kann man auch an meiner Blutgruppe A positiv sehen. Mit Mitte 40 merkte ich aber, dass irgendetwas nicht stimmte. Ich nahm stetig zu, ohne Veränderung im Lebensstil. Aus einer Laune heraus ließ ich für ein paar Tage die Kohlenhydrate fast komplett weg – und siehe da, die Pfunde purzelten, ich schlief besser und sah besser aus. Da ich aber weiß, dass ohne Carbs die Schilddrüse irgendwann streikt, nahm ich sie wieder in meinen Speiseplan mit auf. Nachdem ich einen Vortrag einer amerikanischen Ärztin über die Perimenopause gehört hatte, besorgte ich mir einen Blutzuckertracker, den man für 14 Tage am Oberarm trägt und der sekundengenau misst. Er verbindet sich über Bluetooth mit einer kostenfreien App, über die man dann beobachten kann, wie sich Stress, bestimmte Lebensmittel, Sport, schlechter oder erholsamer Schlaf sowie bestimmte Medikamente (beispielsweise Cortisol, Schilddrüsenhormone, Entwässerungstabletten) auswirken. Und ich war entsetzt! Bei Vorträgen, die ich gehalten habe, nach unruhigen Nächten, allgemein bei Stress und eigentlich bei allen kohlenhydrathaltigen Speisen fuhr die Kurve in der App – und damit mein Blutzucker – Achterbahn. Und zwar vor allem nach oben. Das ist bis zu einem gewissen Ausmaß normal, aber der Wert sollte dann auch innerhalb der ersten zwei Stunden nach der Mahlzeit wieder im Normalbereich sein. Und das war er bei mir ganz und gar nicht.

Also ging ich auf die Suche nach Antworten: Das Problem an der Sache ist, dass unsere Zellen in der Perimenopause immer weniger insulinsensitiv werden. Das bedeutet, dass sie auf das Insulin nicht mehr richtig reagieren und die Glukose nicht in das Zellinnere lassen. Die Folge: keine Energie in der Zelle, dafür aber viel Zucker im Blut. Das führt zu Gewichtszunahme, weil die Leber die Glukose in Fett umwandelt. Langfristig entsteht daraus auch eine nicht alkoholische Fettleber, was zu Herz-Kreislauf-Erkrankungen und schweren Leberschäden führen kann.

Die möglichen Folgen eines dauerhaft erhöhten Blutzuckerspiegels sind: vermehrter Durst und ständiger Harndrang, Zittern, Herzrasen, Heißhunger auf Süßes (vor allem nach den Mahlzeiten), ständige Müdigkeit, Gewichtszunahme, Herzerkrankungen, Schlaganfall, Nervenschäden, dauerhafte Sehprobleme, Nierenerkrankungen, verfrühte Alterung, Burn-out, Depressionen und andere psychische Erkrankungen. Gleichzeitig regelt die Schilddrüse die Produktion der Hormone runter, was wiederum einen negativen Einfluss auf Progesteron und Östrogen hat.

Den Zustand, dass die Zellen den Zucker nicht mehr ins Innere lassen, nennt man »Insulinresistenz« – jeder dritte Deutsche soll mittlerweile darunter leiden. Die meisten, ohne es zu wissen. Wenn Sie wissen möchten, ob das bei Ihnen auch der Fall ist, lassen Sie beim Arzt morgens nüchtern den HOMA-Index im Blut bestimmen. Sie dürfen davor mindestens zwölf Stunden nichts gegessen haben. Der Wert sollte unter 2 sein, optimal ist 0,9 bis 1,4. Bei einem Ergebnis von über 2 lautet die Diagnose: Insulinresistenz. Ab 5 spricht man von einem Typ-2-Diabetes. Das kann passieren, wenn man nichts gegen den Prädiabetes tut. Aber so weit soll es ja gar nicht erst kommen.

Ärzte verschreiben bei der Diagnose Insulinresistenz meist das Medikament *Metformin*. Das hat viele Nebenwirkungen wie Übelkeit, Erbrechen, Bauchschmerzen, Müdigkeit. Und: *Metformin* heilt die Insulinresistenz nicht, sondern behandelt nur das Symptom. Wenn Sie diese Erkrankung loswerden wollen, lesen Sie diesen Text weiter. Mithilfe einer Änderung des Lebensstils können Sie die Insulinsensitivität Ihrer Zellen wiederherstellen – auf den nächsten Seiten bekommen Sie den Fahrplan dafür.

Ich hatte zum Glück noch keinen Prädiabetes, aber ich war nah dran. Und das ohne eine zu kohlenhydratreiche Ernährung, trotz genügend Bewegung und Sport. Aber warum passiert das bei vielen Frauen in ihren 40ern oder 50ern?

- Weil der Östrogen-Spiegel schwankt und Östrogen immer mehr abnimmt. Östrogen macht die Zellen insulinsensitiver. Fehlt es, dann steigt die Gefahr, in die Insulinresistenz zu rutschen.
- Weil Testosteron fehlt und deshalb der Muskelabbau beginnt. Muskeln sorgen für eine bessere Aufnahme von Glukose in den Zellen – und schützen uns so vor einem Prädiabetes. Deshalb ist Krafttraining spätestens ab jetzt so wichtig. Und Sie sollten sich ein Testosterongel verschreiben lassen, wenn denn ein Mangel vorliegen sollte.
- Dazu kommt, dass wir Frauen sowieso nach dem Eisprung, also in der Lutealphase, weniger gut auf Insulin reagieren als in den anderen Zyklusphasen.
- Das Gleiche passiert auch ab Mittag: Morgens sind unsere Zellen am besten gerüstet, um Glukose aufzunehmen. Danach, im Laufe des Tages, immer weniger.
- Je älter wir werden, desto schlechter können Mikronährstoffe aufgenommen werden. Aber die brauchen wir, um das natürliche Blutzuckersystem aufrechtzuerhalten, zum Beispiel Vitamin D3, Magnesium, Omega 3, Zink, Mangan, Thiamin (Vitamin B1), Chrom und die Aminosäure Taurin.

- Zusätzlich leidet die Schilddrüse in der Perimenopause – und Schilddrüsenhormone haben ebenfalls einen stabilisierenden Einfluss auf den Blutzuckerspiegel.
- Schon nach fünf Nächten, in denen wir schlecht geschlafen haben, rutschen viele in eine Insulinresistenz. Daher ist erholsamer Schlaf heilig – in dieser Lebensphase mehr als jemals zuvor.

Was also tun, um eine Insulinresistenz in der Perimenopause zu verhindern oder umzukehren, wenn Ihre Werte schon schlecht sind?

- Östrogen- und Testosteronwerte mithilfe von bioidentischen Hormonen ins Optimum bringen.
- Zwei- bis dreimal pro Woche Krafttraining machen. Muskeln sind essenziell, um den Blutzucker stabil zu halten.
- Für erholsamen Schlaf sorgen.
- Die Kohlenhydratzufuhr beschränken. Suchen Sie sich im Internet eine Liste mit dem glykämischen Index der unterschiedlichen Lebensmittel heraus und meiden Sie diejenigen mit den höchsten Werten (Zucker, Bananen, Chips, Mais usw.). Wenn der glykämische Index niedrig ist, steigt der Blutzucker langsamer und weniger stark an, und Sie bleiben länger satt.
- Kohlenhydrate vor allem morgens und mittags essen und abends weglassen.
- Gesättigte Fette und Fett in zu großen Mengen lassen den Blutzucker ebenfalls steigen. Meiden Sie daher Frittiertes und Fertiggerichte.
- Auch Süßstoffe können den Blutzuckerspiegel erhöhen. Achten Sie daher darauf, keine Produkte mit Zuckerersatzstoffen zu sich zu nehmen.

- Jede Mahlzeit sollte mindestens 30 Gramm Eiweiß enthalten. Das stabilisiert den Blutzuckerspiegel, macht lange satt und verhindert Heißhunger.
- Die optimale Reihenfolge beim Essen: erst Gemüse/Ballaststoffe, dann erst Eiweiß und dann die (komplexen) Kohlenhydrate. So *ummanteln* die Ballaststoffe und das Eiweiß die Kohlenhydrate und verhindern einen zu starken Anstieg des Blutzuckerspiegels.
- Ein Glas stilles Wasser mit einem Esslöffel Apfelessig oder eine Handvoll Mandeln vor dem Essen unterstützen einen stabilen Blutzucker ebenfalls.
- Zwölf Stunden nachts fasten – nicht länger. Das erzeugt sonst wieder Stress und treibt den Blutzucker in die Höhe. Nicht zu spät zu Abend essen und die Hauptmahlzeit mittags einnehmen.
- Unbedingt frühstücken! Sonst droht ein erhöhter Blutzucker durch zu viel Cortisol. Und zwar ein eiweißhaltiges und salziges Frühstück aus zum Beispiel Eiern, Gemüse, Vollkornbrot. Haferflocken, Obst und Agavendicksaft oder Honig sind kein guter Start in den Tag.
- Nach dem Essen zehn Minuten aufs Trampolin, zehn Kniebeugen machen oder eine Runde um den Block laufen. So werden die Zellen insulinsensitiver, der Blutzucker sinkt schneller.
- Schilddrüsenhormone ins Optimum bringen. Mehr dazu lesen Sie im Schilddrüsen-Kapitel ab Seite 93.
- Stress lässt den Blutzuckerspiegel ansteigen. Auch koffeinhaltiger Kaffee, Cola, grüner Tee, Matcha und Energydrinks können diese Wirkung haben – selbst, wenn dazu keine Kohlenhydrate konsumiert werden. Mit einem Blutzuckertracker

können Sie überwachen, welche Auswirkungen das Koffein auf Ihren Körper hat, und dann entsprechend handeln.

Diese Supplemente unterstützen Ihren Körper zusätzlich:

- Inositol – als Pulver in Wasser gelöst – sorgt dafür, dass der Blutzuckerspiegel schneller wieder absinkt. Man kann es über den Tag verteilt einnehmen oder direkt vorm Schlafengehen. Die Tagesdosis ist 5 Gramm.
- Vitamin D3 sorgt für eine bessere Insulinsensitivität der Zellen. 5000 i.E. pro Tag gelten als sicher.
- 1 bis 2 Teelöffel Schwarzkümmelöl senken den Blutzuckerspiegel.
- 3 bis 5 Gramm Berberin pro Tag verbessern hohe Zuckerwerte um bis zu 30 Prozent.
- 300 mg Magnesium verstärken die Insulinwirkung an der Zelle.
- 2 bis 5 Gramm Omega-3-Öl verbessern den HOMA-Index.
- 15–30 mg Zink stimulieren die Insulin-Synthese und unterstützten die Wirkung von Insulin.
- 2 bis 5 mg Mangan regulieren Entzündungen, Insulin und den Blutzuckerspiegel.
- Dreimal täglich 100 mg Thiamin (Vitamin B1) verbessern den Zuckerwert um bis zu 15 Prozent.
- 200 mcg Chrom verbessern die Glukoseaufnahme und stabilisieren den Blutzuckerspiegel.
- Bis zu 3 Gramm Taurin täglich senken den Blutzuckerspiegel und verbessern die Insulinsensitivität.
- Vor jedem Essen helfen 20 Bittertropfen, den Heißhunger auf Süßes zu reduzieren.

Übrigens: Wenn Sie nachts regelmäßig aufwachen und nicht mehr einschlafen können, kann das unter anderem an einer Unterzuckerung (Hypoglykämie) liegen. Wenn der Blutzucker nachts unter einen gewissen Wert fällt (70 mg/dL), wird Cortisol ausgeschüttet, unser Stresshormon. Dadurch steigt der Blutzucker wieder in normale Gefilde, aber Sie sind wach! Und können so schnell auch nicht wieder einschlafen, weil das Cortisol nicht so schnell abgebaut werden kann. Was also tun? Essen Sie direkt vor dem Schlafengehen ein bisschen Eiweiß: ein bisschen Putenbrust, ein Ei, eine Handvoll Aminosäuren-Tabletten. Das muss gar nicht viel sein. Unser Körper kann bei einer Unterzuckerung aus den Proteinen Zucker machen – und schon sind Sie aus dem Teufelskreis ausgestiegen, ohne aufzuwachen und nicht mehr einschlafen zu können.

Zusammenfassung

- In der Perimenopause verändert sich die Art und Weise, wie der Körper mit Kohlenhydraten umgeht und sie verstoffwechselt.
- Vor allem der sinkende Östrogenspiegel sorgt dafür, dass die Zellen in unserem Körper Stück für Stück immer weniger insulinsensitiv werden.
- Das bedeutet, dass weniger Energie in die Zellen gelangt und dafür mehr davon im Blut bleibt. Die Folgen: Müdigkeit, Heißhunger auf Süßes (vor allem nach Mahlzeiten), Gewichtszunahme, Hormonchaos, Schlafstörungen, verfrühte Alterung und vieles mehr. Langfristig entwickelt man eine Insulinresistenz – die Vorstufe von Typ-2-Diabetes.

- Neben dem Mangel an Östrogen sind das Fehlen von Testosteron, der dadurch entstehende Muskelabbau und ein Mangel an Mikronährstoffen schuld an einer schwindenden Insulinsensitivität.
- Im Laufe des Tages und in der Lutealphase wird die Insulinsensitivität zudem schlechter.
- Stressreduktion, erholsamer Schlaf, eine kohlenhydratarme und eiweißreiche Ernährung, Bewegung, Muskelaufbau und das Auffüllen der fehlenden Mikronährstoffe können den Blutzuckerspiegel stabilisieren.
- Nächtliches Aufwachen kann an einer Unterzuckerung liegen. Vor dem Schlafengehen hilft eine kleine Menge Eiweiß, den Blutzucker so zu stabilisieren, dass man entspannt durchschlafen kann.

Kapitel 9

Die Schilddrüse – der Einfluss von TSH, fT3 und fT4

Wenn das hier nicht das erste Buch ist, das Sie von mir lesen, wissen Sie: Ich habe es mit der Schilddrüse! Besser gesagt: Ich leide unter der Autoimmunerkrankung Hashimoto Thyreoiditis. Das Gefehlgeleitete Immunsystem attackiert hierbei körpereigenes Gewebe, deswegen Autoimmunerkrankung. Also, der Körper greift sich selbst an. Das ist evolutionär betrachtet natürlich kompletter Blödsinn. So erhält sich keine Spezies.

Diese Art von Erkrankungen war lange ein Nebenschauplatz der Medizin. Erst mit der Industriellen Revolution (ab circa 1760) nahm sie Fahrt auf, weil immer mehr Stoffe entwickelt wurden und in Umlauf kamen, mit denen unser Immunsystem nicht umzugehen wusste. Einige Viren, Bakterien, Pilze und Parasiten kennt es seit Tausenden von Jahren. Aber Kunststoffe, Flammenschutzmittel, Pestizide und Co. – dafür hat der Körper keinen Plan, wie er mit ihnen umgehen soll. Dazu endokrine Disruptoren wie Mikroplastik, Duftstoffe (in Weichspülern, Kosmetik, Duftkerzen usw.) und Weichmacher. Wenn dann zu viel auf einmal auf den Körper einströmt, kann es passieren, dass er beginnt, sich selbst zu zerstören. An unterschiedlichen Stellen. Bei Schuppenflechte ist es die Haut, bei rheumatoider Arthritis sind es die Gelenke – und bei Hashimoto eben das Schilddrüsengewebe. Weltweit geht man von acht Prozent Autoimmunerkrankten in der Gesamtbevölkerung aus. Was, wie ich finde, sehr konservativ gerechnet ist. Allein bei Hashimoto sind es nur in Deutschland mindestens zehn Prozent, das bedeutet mehr als acht Millionen Betroffene – und das sind meist Frauen. Wie bei jeder Autoimmunerkrankung. Denn wir Frauen haben eine genetische Disposition, die das Risiko erhöht, dass solche Krankheiten bei uns zehnmal häufiger ausbrechen als bei Männern. Und Hashimoto Thyreoiditis ist dabei die am häufigsten vorkommende. Übrigens: Wenn Sie in der Familie schon Fälle von Schilddrüsenerkrankungen haben, dann macht es definitiv Sinn, auch bei Ihnen mal an der Stelle nachzuschauen. Vor allem, wenn Sie entsprechende Symptome spüren.

Das Opfer des fehlgeleiteten Immunsystems, die Schilddrüse, hat einen immensen Einfluss auf unser Wohlbefinden. Alle Zellen, Organe, jedes Gewebe – einfach alles im Körper ist mit der Schilddrüse verbunden. Und deshalb fühlt man sich auch einfach mies, wenn mit der Schilddrüse etwas nicht stimmt. Und das passiert nicht nur, wenn Hashimoto ausbricht, sondern zum Beispiel auch in der Perimenopause …

»Jede zweite Frau ab 40, die in meine Praxis kommt, hat etwas mit der Schilddrüse«, sagte mein Freund und ganzheitlicher Arzt Dr. Til Steinmeier einmal zu mir. Und das ist überhaupt nicht übertrieben. Die deutsche Schilddrüsenliga gab bereits im März 2024 eine Pressemitteilung raus[6], in der sie von rund 35 Millionen Schilddrüsenkranken allein in Deutschland ausgeht! Hormonspezialistin Dr. Susanne Esche-Belke sagt: »In der Perimenopause besteht bei 25 Prozent aller Frauen auch eine Schilddrüsenunterfunktion.« Und die hat in dieser Phase sogar einen Namen: Thyreopause, nach dem lateinischen Namen für die Schilddrüse, Thyroidea.

Das Problem: Die Symptome einer Schilddüsenunterfunktion und die der Perimenopause können sich sehr ähneln. Wenn in unseren 30ern das Gelbkörperhormon Progesteron sinkt, dann leidet auch immer das Schmetterlingsorgan. Denn der Körper braucht unser Gelbkörperhormon, damit die Schilddrüsenhormone in den Zellen erst wirken können. Die Faktoren, die die Perimenopause auslösen und verschlimmern, wie Stress, Blutzuckerschwankungen, Schlafstörungen, sind eben auch Dinge, die der Schilddrüse schaden. Und damit es noch »schöner« wird: In hormonellen Umstellungsphasen wie der Pubertät, in der Schwangerschaft und eben auch in der Perimenopause bricht Hashimoto besonders gern aus. Zusätzlich braucht unser Körper Schilddrüsenhormone, um die Glückshormone Dopamin und Serotonin, aber auch Östrogen, Progesteron und Testosteron zu bilden. Sie sehen: Es hängt also mal wieder alles mit allem zusammen.

Typische Symptome einer Schilddrüsenunterfunktion:

- Gewichtszunahme
- Müdigkeit, bis hin zur Erschöpfung
- Frieren
- Muskelabbau
- Gelenk- und Muskelschmerzen
- Haarausfall, auch am äußeren Rand der Augenbrauen
- Herzrasen oder zu niedriger Herzschlag
- trockene Haut
- Angst
- depressive Verstimmung
- Verstopfung
- Unfruchtbarkeit

- ausbleibende Regel
- ständige Infekte
- Wassereinlagerungen, vor allem morgens im Gesicht, an den Händen und Füßen
- verminderte Libido
- erhöhte Cholesterinwerte
- schlechteres Sehen

Typische Hashimoto-Symptome (zusätzlich zu den Unterfunktionssymptomen):

- ständiges Räuspern und Husten
- Strangulationsgefühl
- (Roll-)Kragen oder Schal am Hals nicht ertragen können
- belegte Stimme
- raue Stimme
- tiefere Stimme
- Gewichtszu- oder -abnahme
- trockene Schleimhäute
- brüchige Fingernägel und Haare
- neuropathische Symptome (Kribbeln, Brennen auf der Haut, Ameisenlaufen in Händen oder Füßen)
- Reizbarkeit
- innere Unruhe
- allgemeine Schwäche
- geschwollene Gelenke und -steifigkeit
- Karpaltunnelsyndrom

Natürlich gibt es noch mehr Gründe für Probleme mit der nur rund 20 Gramm schweren Drüse: Die Pille und Hormonspirale bringen sie komplett durcheinander. Blutwerte machen deshalb erst Sinn, wenn die Pille abgesetzt oder die Spirale entfernt ist. Übrigens auch in Bezug auf die weiblichen Geschlechtshormone. Ebenso sorgen ein schweres Trauma oder immenser Stress dafür, dass die Schilddrüse ihre Arbeit ganz oder teilweise einstellt. Ich nenne das »den Überhitzungsschutz« unseres Körpers. Wenn schon so viel los ist, dann nimmt er wenigstens an dieser Stelle den Druck raus. Das ist evolutionstechnisch clever gedacht. Denn wenn unsere Vorfahren in einer Hungersnot steckten, weil zum Beispiel ein Krieg ausgebrochen war, machte es Sinn, den Kalorienverbrauch runterzuschrauben. Da wir aber heutzutage länger und öfter in stressigen Phasen stecken, bringt der Mechanismus vielmehr Probleme mit sich, als dass er uns schützt. Sie sehen, auch an dieser Stelle ist Stressvermeidung wichtig.

Da Schilddrüsenhormone zum größten Teil Jod binden und wir es über die Nahrung zuführen müssen, Deutschland aber ein Jodmangelland ist, ist es heutzutage gar nicht mehr so selten, dass ein Mangel an Jod die Ursache für Ihre Symptome und eine Unterfunktion sein kann. Im schlimmsten Fall kommt es zu einem sogenannten Kropf, einer Vergrößerung des Schilddrüsengewebes, medizinisch *Struma* genannt. Jod misst man im Morgenurin. Ist der Wert nicht im oberen Drittel des Referenzbereichs, spricht man von einem Mangel. Ein Kaliumjodidpräparat oder eines aus der Alge Kelp kann Besserung schaffen. Und zu guter Letzt gibt es die Radiojodtherapie und die OP. In beiden Fällen wird ein Teil der Schilddrüse oder das ganze Organ entfernt. Bei Ersterem nimmt der Patient radioaktives Jod in Kapselform ein, die Schilddrüse nimmt es auf, und überaktives Gewebe und Krebszellen werden lokal zerstört. Operationen werden vor allem wegen Karzinomen und Knoten durchgeführt. Beide Behandlungsweisen führen zu einer Schilddrüsenunterfunktion, die man adäquat behandeln muss, und zwar mit der lebenslangen Einnahme von Schilddrüsenhormonen.

Was also tun bei Symptomen einer Schilddrüsenstörung?

Wichtig ist mal wieder die richtige Diagnostik. Leiden Sie unter oben genannten Symptomen, ist es ratsam, nicht nur Östrogen und Progesteron im Blut bestimmen zu lassen, sondern auch TSH, fT3 und fT4. Wir haben mehrere endokrine (hormonproduzierende) Drüsen im Körper. Über allem steht der Hypothalamus, dann kommt die Hypophyse – und die schickt das Schilddrüsen-Stimulationshormon (TSH) an eben jene, um ihr mitzuteilen, dass die entsprechenden Hormone im Blut fehlen. Allerdings können viele Faktoren wie zum Beispiel Stress oder Schlafmangel die Hypophyse ein bisschen durcheinanderbringen. Und deshalb ist der TSH-Wert allein nicht aussagekräftig. Da hat Ihr Arzt eventuell eine andere Einstellung, vor allem wenn Sie gesetzlich versichert sind. Denn die gesetzlichen Krankenkassen übernehmen in den allermeisten Fällen nur die Kosten für eben diesen TSH-Wert. Die Bestimmung der freien Werte fT4 und fT3 müssten Sie selbst übernehmen. Und das ist schade, denn genau die sagen Ihnen, was die Ursache für Ihre Symptome sein kann.

Die Schilddrüse bildet aus Jod und der Aminosäure L-Tyrosin das stoffwechselinaktive Speicherhormon T4. Das wandert durch das Blut größtenteils zur Leber, ein bisschen auch in den Darm. Und dort wird mithilfe von Enzymen und der sogenannten Dejodase ein Jodmolekül abgespalten. Und so entsteht das stoffwechselaktive T3. Wenn man die beiden Hormone in freier Form misst, also nicht an Zellen gebunden, dann heißen sie fT3 und fT4 (f für frei). Und anhand derer sieht man, wo die Schilddrüse – und damit Ihre Gesundheit – stehen. Um eine Hashimoto Thyreoiditis auszuschließen, kann man noch die Entzündungsmarker bestimmen lassen: Thyreoperoxidase-Antikörper/TPO/MAK und Thyreoglobulin-Antikörper/Tg-Ak/TAK. Sind diese erhöht, deutet das auf Entzündungsherde im Schilddrüsengewebe hin und damit auf einen schwelenden Autoimmunprozess. Ein Ultraschall kann zusätzlich Aufschluss über die Größe des Organs geben – bei Frauen sollte diese bei etwa 18 ml, bei Männern um 25 ml liegen. Ist das Volumen verringert, zeigt das auf, dass das fehlgeleitete Immunsystem schon ganze Arbeit geleistet hat – und Ihre Symptome wahrscheinlich durch eine Unterfunktion, hervorgerufen durch eine Hashimoto Thyreoiditis, ausgelöst werden.

Um das hier nicht unerwähnt zu lassen: Es gibt auch Morbus Basedow, eine Autoimmunerkrankung, die das genaue Gegenteil von Hashimoto zur Folge hat, nämlich eine Schilddrüsenüberfunktion. Diese erkennt man im Blut am erhöhten TSH-Rezeptor-Antikörper/TRAK. Die Zahl der Betroffenen ist allerdings sehr viel niedriger als bei Hashimoto. Offizielle Zahlen sprechen von drei Prozent der Frauen in Deutschland, die unter Basedow leiden. Symptome sind starke Gewichtsabnahme, innere Unruhe, Zittern, Schlafstörungen, Schwitzen und bei einer sehr starken, unbehandelten Form herausstehende Augäpfel. Ich sehe allerdings oft bei meinen Klienten, dass die erhöhten Antikörper nur eine Momentaufnahme sind und keine langfristige Diagnose. Gerade wenn Sie im Zusammenspiel mit Hashimoto auftauchen. Oft kommt auch noch eine Histaminunverträglichkeit hinzu, was in der Perimenopause nicht selten ist. Und das erzeugt falsch-positive Basedow-Antikörper-Ergebnisse. Lassen Sie in solch einem Fall vier bis acht Wochen nach der ersten Blutabnahme eine zweite durchführen. Ist der Wert dann unter dem Referenzwert, war es falscher Alarm. Wenn es bei dem Ergebnis bleibt, lassen Sie sich vom Arzt mit einem Medikament (zum Beispiel Thiamazol) einstellen, das die Überfunktion der Schilddrüse reduziert. Wovon ich in den allermeisten Fällen abrate, ist eine Komplett-OP. Damit verlieren Sie ein lebenswichtiges Organ und sind für den Rest Ihres Lebens auf Schilddrüsenhormone angewiesen. Besser ist, den Autoimmunprozess – wie bei Hashimoto – mit der Vermeidung von Umweltschadstoffen, von Stress, von konventionell angebauten Lebensmitteln und Kosmetik usw. zu reduzieren und im besten Fall zum Abheilen zu bringen. Die richtigen Mikronährstoffe (außer Jod) helfen zusätzlich.

Die richtige Behandlung der Schilddrüsenunterfunktion und Hashimoto

Egal, was die Ursache der Unterfunktion ist: Mikronährstoffe aufzufüllen, ist immer eine gute Idee. Für die Schilddrüse sind das Jod, Selen, Zink, Eisen, Kupfer, Vitamin D3. Und zusätzlich die Aminosäure Tyrosin. Auch immer empfehlenswert: Stress vermeiden und Schlaf priorisieren. In der Perimenopause, wenn zu Beginn erst mal nur das Progesteron sinkt, kann man die Progesteron-Creme, die man verschrieben bekommen hat, auch auf die Schilddrüse direkt auftragen. Das hat mir ein amerikanischer Arzt empfohlen, und ich war begeistert, wie gut die Wirkung war. Meine Dosis Schilddrüsenhormone konnte ich direkt reduzieren, weil die Wirkung der Creme in den Zellen einfach viel besser ist.

Apropos Hormone: Bei Hashimoto, nach einer OP oder Radiojodtherapie müssen die Schilddrüsenhormone so aufgefüllt werden, dass die Dosis für Sie persönlich passt. Und das ist gar nicht so einfach umzusetzen, wenn der Arzt nicht selbst oder seine Frau betroffen ist oder er wirklich Ahnung hat. Es fängt schon mal damit an, dass es unterschiedliche Arten von Hormonen gibt und nicht jede Hormontherapie ist für jeden etwas. Wir beginnen mit der klassischen T4-Therapie, zum Beispiel L-Thyroxin oder Euthyrox. Damit füllt man das Speicherhormon auf, das selbst keine stoffwechselaktive Wirkung hat. Der Körper muss es erst in T3 umwandeln. Bei den meisten Menschen – ich würde aus meiner täglichen Arbeit ungefähr 65 Prozent schätzen – klappt diese sogenannte Umwandlung aber nicht. Deshalb ist für diese Gruppe ein reines T4-Präparat nicht ausreichend. Sie brauchen zusätzlich zum Beispiel Thybon. Ärzte tippen oft anhand der Referenzwerte Ihrer Blutergebnisse, ob Sie »gut eingestellt sind« oder nicht. Und das geht in den allermeisten Fällen schief. Auch wenn Sie weiter zunehmen, erschöpft sind und Ihnen die Haare büschelweise ausfallen, heißt es oft nur: »Das liegt nicht an der Schilddrüse.« Ganz unrecht hat der Mediziner damit nicht. Denn es liegt an der falschen Dosierung der Hormone!

Damit Sie selbst zu Hause nachschauen können, wo Sie stehen, gibt es auf unserer Webseite www.hashimoto-deutschland.de einen Werterechner, mithilfe dessen Sie berechnen können, wie gut Sie eingestellt sind. fT4 sollte um/über 65 Prozent liegen, fT3 circa 15–20 Prozent dahinter. Ist der fT4-Wert niedriger, brauchen Sie eine höhere Dosis L-Thyroxin. Ist der Abstand zwischen fT3 und fT4 größer als 20 Prozent, brauchen Sie Thybon. Der wichtigste Maßstab hierbei ist Ihr Wohlbefinden! Die durch die Unterfunktion ausgelösten Symptome müssen besser werden, dann nähern Sie sich der für Sie perfekten Dosis. Sie können auch jeden Morgen im Bett Ihre Temperatur messen: Diese sollte in der ersten Zyklushälfte über 36,6 Grad liegen, in der zweiten nach dem Eisprung über 36,8 Grad (bis 37,1 Grad ist alles im grünen und optimalen Bereich). Sind Sie in einer Unterfunktion, dann ist die Körpertemperatur niedriger als die eben genannten Werte.

Neben den synthetischen Hormonen gibt es seit den alten Ägyptern natürliche Schilddrüsenhormone aus Kälber- und Schweineschilddrüse, sogenannte NDT (Natural Desiccated Thyroid). Gereinigt und gefriergetrocknet – keine Angst! Der Unterschied: Das Schweinehormon hat mehr T3, ist also für die Umwandlungsstörung besser geeignet. Sowohl synthetische als auch natürliche Schilddrüsenhormone sind in Deutschland verschreibungspflichtig. Und gesetzliche Krankenkassen (und teilweise auch private) winden sich bei der Kostenübernahme der NDT.

Auch bei der Ernährung sollte man der Schilddrüse zuliebe aufpassen. Bei Hashimoto kann Gluten ein Trigger für die Entzündung in der Schilddrüse und damit für deren Zerstörung sein. Und gleichzeitig begünstigt der Getreidekleber in Weizen, Dinkel, Roggen und Co. einen *leaky gut*, eine löchrige Darmschleimhaut. Und die wiederum kann Gewichtszunahme, Allergien und verstärkte Entzündungen, unter anderem in der Schilddrüse, zur Folge haben – ist also mit ein Auslöser für Hashimoto. Leider bleibt Gluten bis zu sechs Monate im Körper. Das bedeutet, jedes Stück Kuchen bei Oma oder das eine Croissant im Urlaub haben einen langen, unschönen Einfluss auf Ihr Wohlbefinden und Ihre (Schilddrüsen- und Darm-)Gesundheit. Alternativen sind Buchweizen, Mandelmehl, Reismehl und Flohsamenschalen als Kleber.

Ähnlich verhält es sich mit Milchprodukten. Sie triggern den Autoimmunprozess in der Schilddrüse und haben zusätzlich eine *insulinogene* Wirkung. Das bedeutet, der Blutzucker steigt, obwohl kein Zucker vorhanden ist, wie zum Beispiel in Käse. Daraufhin wird Insulin produziert und die Hormone fahren Achterbahn. Daher lieber auch auf alles von Kuh, Schaf und Ziege verzichten.

Wenn Sie schon unter einer Schilddrüsenunterfunktion leiden, sollten Sie zumindest ein halbes Auge auf sogenannte »goitrogene Lebensmittel« haben. Das sind zum Beispiel Kohlgemüse (Brokkoli, Blumenkohl usw.), Hirse, Süßkartoffeln und Hülsenfrüchte. Sie blockieren die Jodaufnahme in der Schilddrüse und führen so zu einer selbst gemachten Unterfunktion. Sobald diese Lebensmittel allerdings gekocht sind, verlieren sie ihre schädliche Wirkung. Soja gehört auch dazu. Auf das sollte man aber ganz verzichten, denn die enthaltenen Isoflavone erschweren die Jodaufnahme in der Schilddrüse. Unser Körper ist genetisch gar nicht darauf ausgelegt, Soja zu verstoffwechseln. Daher lieber meiden, als sich unnötige, zusätzliche Probleme einzuhandeln.

Zusammenfassung

- Die Schilddrüse ist mit jedem Organ, mit jeder Zelle, jedem Gewebe im Körper verbunden.
- Deshalb ist eine Fehlfunktion dieses Organs auch so schwerwiegend und hat so viele unangenehme Symptome zur Folge.
- Gewichtszunahme, Müdigkeit, Haarausfall, Muskelschmerzen, Unfruchtbarkeit, trockene Haut und vieles mehr sind typische Symptome einer Schilddrüsenunterfunktion.

- Hashimoto Thyreoiditis ist eine Autoimmunerkrankung, im Zuge derer das fehlgeleitete Immunsystem die Schilddrüse nach und nach zerstört.
- Eine lebenslange Schilddrüsenunterfunktion ist die Folge.
- Auslöser können hormonelle Umstellungsphasen wie die Perimenopause, Umweltschadstoffe, Stress und Trauma sein.
- Jod, die Aminosäure Tyrosin, Selen, Zink, Eisen, Kupfer sind essenziell, um Schilddrüsenhormone zu bilden.
- Ist durch Hashimoto, Perimenopause oder eine OP eine Unterfunktion entstanden, müssen Schilddrüsenhormone eingenommen werden. Die richtige Einstellung der Hormongabe ist hierbei extrem wichtig, um Symptome zu heilen.

Kapitel 10

Wichtige Blut- und Speichelwerte in der Perimenopause – und wann sie bestimmt werden sollten

Ich habe schon viel über Diagnostik in diesem Buch gesprochen. Jetzt bekommen Sie die detaillierten Infos dazu: Welche Werte sollte man in der Perimenopause wofür bestimmen lassen? Wann sollte das Blut am besten abgenommen werden? Welche Ergebnisse sind gut – und welche nicht? Und worauf muss man noch achten, um genau zu wissen, wo man in der Perimenopause steht? Hier kommen alle Infos, die Sie jetzt brauchen.

Das Wichtigste in der Perimenopause: Hormone und was alles dazugehört

Hormone wie Schilddrüsen- und Sexualhormone unterliegen dem zirkadianen Rhythmus. Daher lässt man sie *immer* und *ausschließlich* morgens zwischen 7 Uhr und 9:30 Uhr und nach acht bis zwölf Stunden Fasten bestimmen. Davor weder frühstücken noch Kaffee (oder irgendetwas anderes außer stillem Wasser) trinken, keine Nahrungsergänzungsmittel oder Medikamente und auch keine (Schilddrüsen-)Hormone einnehmen!

Progesteron

Progesteron bestimmt man zusätzlich bei einem 28-Tage-Zyklus zwischen dem 19. und 21. Zyklustag (in der Lutealphase). Ist der Zyklus länger oder kürzer, verschieben Sie die möglichen Abnahmetage entsprechend nach hinten oder vorn. Bleibt die Regel bei Ihnen aktuell aus, dann ist der Tag der Blutabnahme egal. Um herauszufinden, ob man einen Progesteronmangel – und damit eine relative Östrogendominanz – hat, setzt man den Östradiolwert und den Progesteronwert im Internet in einen sogenannten *Östrogen-Progesteron-Rechner* ein. (Einen solchen können Sie über die Suchmaschine finden.) Das optimale Verhältnis wäre 1:100. Liegt der Wert zum Beispiel bei 1:30, dann ist der Progesteronmangel eindeutig. Gleichzeitig können Sie das Laborergebnis mit dem Referenzbereich vergleichen und daran eindeutig sehen, wie gut der Wert ist. Zur Erinnerung: Wenn Ihre Symptome eindeutig zu einem Progesteronmangel passen und Sie über 30 sind, muss der Wert nicht extrem schlecht sein, um eine bioidentische Hormonersatztherapie auszuprobieren.

17-beta-Östradiol

Hier gilt zur Bestimmung des Wertes das Gleiche wie beim Progesteron. Wenn Sie Östradiol mit Progesteron ins Verhältnis setzen wollen, lassen Sie beides zwischen dem 19. und 21. Zyklustag bestimmen. Geht es nur um Östradiol, können Sie auch den dritten Zyklustag zur Blutabnahme nutzen. Und auch hier gilt: Selbst wenn der Wert okay ist, Sie aber typische Östrogenmangel-Symptome haben, lassen Sie sich nicht abwimmeln und bitten Sie um ein bioidentisches Östradiolgel.

SHBG

Das Sexualhormon-bindende Globulin wird in der Leber gebildet und beeinflusst, wie viel vom gemessenen Testosteron und Östrogen im Körper aktiv verfügbar ist. Das bedeutet, zu welchem Anteil die beiden Hormone im Körper wirklich spürbaren Einfluss haben. Denn selbst wenn zum Beispiel der Östrogenwert gut ist, kann ein zu hohes SHBG dafür sorgen, dass wir Östrogenmangelsymptome haben. Die ganzheitliche Medizin sagt, dass Frauen einen Wert unter 100 nmol/l haben sollten. Aber Vorsicht: Viele Labore arbeiten mit veralteten Referenzwerten, bei denen ein Wert von bis zu 120 nmol/l noch im grünen Bereich ist. Ursachen für einen zu hohen SHBG-Wert können unter anderem Stress, Lebererkrankungen, zu wenig Fett in der Nahrung, Diäten, Schilddrüsenüberfunktion, die Pille, eine Schwangerschaft, PCOS (Polyzystisches Ovarialsyndrom), Medikamente (wie ACE-Hemmer, HIV-Medikamente) und das Alter sein. Stressreduktion, Krafttraining, Mikronährstoffe wie Zink helfen, das SHBG zu senken und damit die Wirkung von Testosteron und Östrogen zu verbessern.

FSH

Das follikelstimulierende Hormon aus der Hypophyse steuert die Eizellreifung, damit der Eisprung stattfinden kann – und damit auch die Östradiolbildung. Hierüber erfährt man viel über die Fruchtbarkeit der Frau. Während der Perimenopause steigt der Wert an, da das Gehirn versucht, die nachlassende Eierstockfunktion durch mehr Stimulation auszugleichen, was zu starken Hormonschwankungen führt. Wenn Sie noch menstruieren, muss eine FSH-Bestimmung zwischen Zyklustag drei und fünf erfolgen.

LH

Ähnlich sieht es aus beim luteinisierenden Hormon. Auch hier steigt der Wert in der Perimenopause als Reaktion auf die allmählich abnehmende Produktion von Östradiol. Allerdings schwankt der LH-Wert eher, was eine eindeutige Bestimmung bei einer Blutabnahme schwierig macht. Manche Ärzte bestimmen auch den LH/FSH-Quotienten, der in der Perimenopause oft auf < 0,7 fällt.

Freies Testosteron

Im Gegensatz zum Gesamt-Testosteron liegt das freie Testosteron ungebunden vor und ist nur ein sehr kleiner, aber aktiver Teil (etwa ein bis drei Prozent), der direkt wirken kann. Ab Anfang/Mitte 40 kann es sein, dass der Wert zu niedrig ist und dann ein bioidentisches Gel zum Einsatz kommen könnte. Wenn der Wert zu hoch ist, muss eine Polyzystische-Ovarsyndrom-Diagnostik gemacht werden, inklusive Insulinresistenz.

DHEA-S/DHEA

DHEA wird in den Nebennieren gebildet und ist die Vorstufe von Sexualhormonen wie Testosteron und Östrogen. Je älter wir werden, desto weniger davon bildet der Körper. Zusätzlich kann ein niedriger Wert auch auf eine Nebennierenschwäche (mehr dazu im Kapitel »Cortisol und Stress« ab Seite 135) hinweisen. Achten Sie daher immer darauf, dass der Wert im oberen Drittel des Referenzbereichs liegt. Wenn nicht und Sie sehr erschöpft sind, egal, wie viel Sie sich ausruhen, sollte Cortisol im Speichel und als Tagesprofil gemessen werden, um eine Nebennierenschwäche auszuschließen. Liegt diese nicht vor, können Sie sich DHEA bestellen. Die Bezugsadresse finden Sie im Anhang.

Anti-Müller-Hormon

Das Anti-Müller-Hormon, kurz AMH, wird in den Eierstöcken gebildet und zeigt an, wie viele aktive Follikel (Eizellanlagen) noch vorhanden sind. Aber: AMH misst nicht die Fruchtbarkeit, sondern wie aktiv die Eierstöcke *gerade* sind. Der Wert sinkt über das gesamte Leben, bei manchen schneller, bei anderen langsamer. Dieser Abfall beeinflusst auch, wann hormonelle Übergangsphasen wie die Perimenopause starten! Weniger Follikel bedeuten auch ein empfindlicheres, unregelmäßigeres Hormonsystem. Die Eierstöcke reagieren weniger stabil, Progesteron sinkt, die Perimenopausen-Symptome beginnen. Die Ursache: Das gesamte Hormonsystem wird sensibler, wenn die Eierstockreserven sinken. Deshalb ist der AMH-Wert gerade zu Anfang der Perimenopausenphase mit Anfang/Mitte 30 ein guter Gradmesser (kein alleiniger!), dass die Hormone an den Veränderungen im Wohlbefinden schuld sind. Wichtig: Das AMH ist empfindlich gegenüber Stress. Bei akuten Erkrankungen oder hormoneller Verhütung mit Pille und Spirale sinkt der Wert zusätzlich.

Die Hormone des Stoffwechselmotors Schilddrüse

Alle Schilddrüsenwerte müssen morgens nüchtern drei Tage nach dem Absetzen aller Nahrungsergänzungsmittel (vor allem Biotin und Probiotika), zwischen dem ersten und 10. oder ab dem 20. Zyklustag im Blut bestimmt werden. Wenn Sie Schilddrüsenhormone einnehmen, muss der Abstand zwischen letzter Einnahme und Blutabnahme mindestens zwölf Stunden betragen.

TSH

Das thyreoideastimulierende Hormon ist ein Hypophysenhormon, also kein Hormon, das die Schilddrüse selbst produziert. Und trotzdem ist der TSH-Wert der einzige Wert, der von gesetzlichen Krankenkassen in der Regel für die Schilddrüsendiagnostik bezahlt wird. Mein Arzt weiß, dass ich den TSH nicht bestimmt haben möchte, weil er nichts aussagt über meine Einstellung der Schilddrüsenhormone. Die einzig aussagekräftigen Werte sind fT3 und fT4. Wenn Sie allerdings noch keine Schilddrüsendiagnostik hatten, aber den Verdacht haben, das Schmetterlingsorgan könnte die Ursache Ihrer Symptome sein, dann kann man auch mal auf den TSH schauen. Lassen Sie sich allerdings nicht von den veralteten Referenzwerten der deutschen Labore verunsichern. Der oberste Wert ist bei manchen Laboren 4,5, was eine Katastrophe ist! Schulmediziner halten sich gern an diese Vorgaben – und Sie bekommen dadurch nicht die richtige Diagnose. Bei einem gesunden Menschen liegt der TSH im Durchschnitt um 1. Ihrer sollte daher auf keinen Fall über 2 liegen. Wenn Sie unsicher sind, lassen Sie immer auch die freien Werte bestimmen.

fT4

Das freie T4 ist das in der Schilddrüse gebildete Hormon T4, das nicht im Gewebe gebunden ist, sondern frei im Blut zirkuliert. Sie können fT4 auf www.hashimoto-deutschland.de in Prozent umrechnen. Sie brauchen dafür Ihren aktuellen Blutwert und den Referenzbereich. Aus den letzten zehn Jahren mit Hunderten Klienten und Hunderttausenden Hashimoto-Followern hat sich gezeigt, dass ein fT4 ab 65 Prozent das Wohlbefinden erst wieder möglich macht. Schlussendlich sagt Ihr Körper Ihnen, wo Sie mit den Schilddrüsenhormonen stehen – und wo Sie hinmöchten.

fT3

Das fT3 ist das stoffwechselaktive Hormon und sollte prozentual höchstens 15 bis 20 Prozent hinter dem fT4 liegen. Mehr Infos dazu finden Sie im Kapitel Schilddrüse ab Seite 93.

Thyreoperoxidase-Antikörper (TPO oder MAK) und Thyreoglobulin-Antikörper (Tg-Ak oder TAK)

Diese Antikörper deuten bei einer Erhöhung auf einen Autoimmunprozess in der Schilddrüse und damit auf eine Hashimoto Thyreoiditis hin. Sind die Werte nur leicht erhöht, würde ich nach vier Wochen nachmessen. Manchmal verschwindet die Entzündung auch wieder – ohne die Folgen einer Unterfunktion. Sind die Werte deutlich über den Referenzwerten, dann lesen Sie sich noch mal das Kapitel zum Thema Schilddrüse ab Seite 93 durch.

TSH-Rezeptor-Antikörper

Dieser Antikörper zeigt einen Morbus Basedow an, das Gegenteil einer Hashimoto Thyreoiditis. Die Erkrankung geht mit einer chronischen Schilddrüsenüberfunktion einher, ist aber viel seltener als die gängigere chronische Unterfunktion durch die dauerhafte Entzündung des Schilddrüsengewebes wie bei einer Hashimoto.

Mikronährstoffe, Eiweiß, Leber, Blutzucker und Cholesterin

Vitamin D3

Wenn Sie nur drei Mikronährstoffe testen lassen wollen, weil die gesetzliche Krankenkasse die Kosten nicht übernimmt, dann nehmen Sie Vitamin D3, den Omega-3-Index und Eisen. Diese drei sind so entscheidend für Ihr Wohlbefinden und Ihre Gesundheit, dass sie auf keinen Fall vernachlässigt werden dürfen. Vitamin D3 messen viele Ärzte über den 25-OH-D3-Spiegel. Hier sollte Ihr Wert zwischen 101–150 nmol/l beziehungsweise 41–60 ng/ml liegen. Im Internet gibt es verschiedene D3-Rechner, mithilfe derer Sie ausrechnen können, mit welcher täglichen Dosis D3-Tropfen Sie Ihren Wert über welche Zeit ins Optimum bringen.

Omega-3-Index

Der Omega-3-Index gibt Auskunft über den Versorgungsstatus eines Menschen mit Omega-3-Fettsäuren. Die Messung zeigt den prozentualen Anteil der beiden Omega-3-Bestandteile EPA und DHA an den Gesamtfettsäuren in der Zellmembran der roten Blutkörperchen an. Im besten Fall liegen diese bei acht bis elf Prozent. Wenn das bei Ihnen nicht so ist, dann erhöhen Sie die tägliche Dosis Omega-3-Öl aus Fisch oder Algen.

Ferritin – Transferrin-Sättigung – hsCRP

Viele Ärzte messen leider nur den Eisenwert im Blut, um zu schauen, wie die Patientin mit Eisen versorgt ist. Der ist aber nicht aussagekräftig. Denn Eisen im Serum schwankt stark und zeigt sehr ungenau an, wie viel wirklich zur Verfügung steht. Anstelle des Serumeisens sollte besser Ferritin – ein Protein, das Eisen bindet – bestimmt werden, da es den Eisenspeicher repräsentiert und somit den sensitivsten Frühmarker für einen beginnenden Eisenmangel darstellt. Es spiegelt die langfristigen Reserven in Leber, Milz und Knochenmark wider, bevor der Hämoglobinwert sinkt. Der Ferritinwert sollte zwischen 100 und 150 ng/ml liegen. Lassen Sie sich nicht mit Werten darunter abspeisen, nur weil sie im Referenzbereich liegen! Liegt Ihr Wert unter 50 ng/ml, sollten Sie versuchen, mehrere Eiseninfusionen zu bekommen – zusätzlich zur täglichen Einnahme von Eisen als Nahrungsergänzungsmittel.

Zusätzlich zum Ferritin kann man noch die Transferrinsättigung bestimmen lassen. Sie zeigt an, wie viel Eisen am Transportprotein Transferrrin angedockt ist. Bei einem Eisenmangel ist die Sättigung niedrig.

Da das Eisenspeicherprotein Ferritin auch ein Entzündungsmarker ist, sollte man zusätzlich auch immer das hochsensitive CRP (hsCRP) bestimmen lassen. Haben wir viele Entzündungen im Körper, kann der Ferritinwert fälschlicherweise normal erscheinen. Ein hsCRP unter 1 bestätigt dann die Aussage des normalen Ferritinwertes.

Gesamteiweiß

In den Kapiteln zu den Themen »Muskelaufbau« und »Ernährung« werden Sie lesen, wie wichtig die Aufnahme von genügend Eiweiß für unseren Körper ist, gerade in der Perimenopause. Um herauszufinden, ob die Proteine auch ankommen, lohnt es sich, das Gesamteiweiß im Blut zu messen. Hier sollten Sie am oberen Rand des Referenzbereichs landen, wenn Sie gut versorgt sein möchten.

Cholesterin: HDL und LDL (warum Cholesterin immer hochgeht)

Cholesterinwerte sind zu einem Politikum in der Medizin geworden. Meine Ärzte-Freunde (alle um die 60) sagen immer: Mit den Werten, mit denen die Patienten heutzutage als krank eingestuft werden, hätten sie zu ihren Studentenzeiten als komplett gesund gegolten. Dazu kommt, dass Cholesterinwerte eben nicht nur von der Ernährung beeinflusst werden, sondern auch von Stress, von den Blutzuckerwerten (also einer Insulinresistenz und Typ-2-Diabetes) und vielem mehr. Außerdem wirkt sich eine Schilddrüsenunterfunktion negativ auf den LDL-Wert aus, also auf das *böse* Cholesterin. HDL gilt als *gut*, weil diese Fett-Eiweiß-Verbindung das Cholesterin zurück zur Leber transportiert. LDL sorgt für Ablagerungen in den Gefäßen, was zu Herz-Kreislauf-Erkrankungen führen kann.

In der Perimenopause kann das LDL aus mehreren hormonellen Gründen erhöht sein. Lesen Sie dazu mehr im Kapitel »Östrogen« ab Seite 50. Deshalb: Lassen Sie sich bei erhöhten Werten nicht verrückt machen. Und immer erst mal die Ursachen ausräumen, bevor Sie sich Cholesterin-Senker verschreiben lassen. Wenn Sie wissen wollen, wie hoch Ihr persönliches genetisches Risiko für Herz-Kreislauf-Erkrankungen wirklich ist, lassen Sie einmal im Leben das Lipoprotein(a) oder kurz Lp(a) bestimmen. Dadurch wissen Sie besser Bescheid als durch die Bestimmung des LDL-Wertes.

Leberwerte

Da die Leber einen großen Einfluss auf den Darm und unsere Hormone hat (vor allem auf den Abbau und die Reaktivierung von Östrogen), macht es Sinn, die Leberwerte regelmäßig im Blut zu checken. Es gibt unterschiedliche, zum Beispiel: GOT (AST), GPT (ALT), GGT, AP, Bilirubin, Cholinesterase. Ganz egal, wie die Referenzwerte Ihres Labors aussehen, man kann sich als Faustregel merken: Ihre Werte sollten höchstens in der Mitte des Referenzbereichs liegen. Sind sie darüber, können Sie unter anderem mit Leberwickeln, Zucker- und Stressreduktion, Bitterstoffen und Mariendistel gegensteuern.

HOMA-Index

Dieser Index zeigt eine mögliche Insulinresistenz an, was wegen des sinkenden Östrogens zum Ende der Perimenopause oft vorkommt. Außerdem erkennt man mithilfe dieses Wertes schon sehr früh, ob ein Metabolisches Syndrom droht. Der HOMA-Index wird aus Nüchternblutzucker und Nüchterninsulin berechnet. Ist der Wert über 2 mg/dl, liegt eine Insulinresistenz vor. Ab 5 mg/dl ist es ein Typ-2-Diabetes. Der Wert muss nach zwölf Stunden Fasten im nüchternen Zustand morgens im Blut bestimmt werden. Ideal ist ein Wert zwischen 0,9 mg/dl und 1,4 mg/dl.

Darmwerte

Stuhltest

Wenn in der Perimenopause Verdauungsbeschwerden auftreten und diese durch den Einsatz von bioidentischen oder auch Schilddrüsenhormonen nicht besser werden, dann macht es Sinn, bei einem ganzheitlichen Arzt oder bei einem auf Darm spezialisierten Heilpraktiker einen umfassenden Stuhltest zu machen. Unter anderem wird dabei der pH-Wert, Fäulnisbakterien, die Vielfalt der Darmbakterien, die Zucker-, Wasser- und Fettreste aus dem Essen und vieles mehr getestet. Anhand dieser Ergebnisse kann man eine gezielte Therapie beginnen, die eine spürbare Verbesserung bringt.

Zonulin – IFAB-P

Um einen *leaky gut*, eine löchrige Darmschleimhaut, zu diagnostizieren (die zum Beispiel Autoimmunerkrankungen wie Hashimoto triggern und unangenehme Symptome wie Allergien/

Unverträglichkeiten, Verdauungsprobleme, Entzündungen, Histaminprobleme, Mikronährstoffmängel und vieles mehr auslösen kann), gibt es zwei Möglichkeiten: Zonulin oder IFAB-P im Blut bestimmen. Zonulin ist dabei eher zu Beginn einer Darmpermeabilitätsstörung erhöht; IFAB-P ist erhöht, wenn das Problem chronisch ist und länger anhält. Deshalb ist die Bestimmung des letzteren Wertes vorzuziehen. Im Stuhl kann man zusätzlich Alpha-1-Antitrypsin bestimmen lassen – auch das ein Marker für einen *leaky gut*.

Noch ein Hinweis für Sie: Es gibt bei den meisten Werten einen Unterschied, ob sie *normal* oder *optimal* sind. Ärzte schauen sich die Ergebnisse der Blutabnahme oft an und sagen, alles sei gut, wenn die Werte im Referenzbereich sind. Dazu muss man wissen, dass diese Bereiche aus dem Schnitt der bestimmten Werte eines Labors erstellt werden. Und wer lässt gewisse Werte am ehesten abnehmen? Richtig, die Leute, die damit Probleme haben. Also zeigen die Referenzwerte den Bereich an, in dem der Durchschnitt der kranken Leute liegt. Wollen wir da dazugehören? Oder doch lieber in dem Feld derer liegen, denen es gut geht? Sehen Sie! Deshalb ist es wichtig, ganz genau hinzuschauen. Gerade bei Schilddrüsenwerten, Mikronährstoffen und Cholesterin ist mir aufgefallen, dass die Zielwerte in den letzten Jahren sehr viel schlechter (gemacht) wurden. Schlussendlich zählt neben den Blutwerten aber vor allem Ihr Wohlbefinden! Und das ist oft aussagekräftiger als die Ergebnisse auf dem Laborzettel.

Zusammenfassung

- Um zu wissen, wo man in der Perimenopause steht, und um die richtige Therapie zu finden, braucht es die richtigen Blutwerte und je nach Symptomen auch einen Stuhltest.
- Hormonwerte richten sich nach dem zirkadianen Rhythmus. Daher sollte der Blutabnahmetermin morgens zwischen 7 Uhr und 9:30 Uhr stattfinden.
- Vor dem Termin sollte zwölf Stunden nichts gegessen oder getrunken werden (bis auf stilles Wasser), keine Medikamente (auch keine Hormone) und keine Nahrungsergänzungsmittel eingenommen werden.
- Progesteron bestimmt man bei einem 28-Tage-Zyklus zwischen dem 19. und dem 21. Zyklustag, Östradiol an den gleichen Tagen, um beides ins Verhältnis setzen zu können. Oder am 3. Zyklustag, wenn man sich nur für das Östradiol-Ergebnis interessiert.
- Bei Schilddrüsenhormonen sollte man ebenso auf den Zyklustag achten: Entweder legt man den Blutabnahmetermin auf den 1. bis 10. oder auf einen Tag nach dem 20. Zyklustag.
- Um die freien Schilddrüsenwerte besser einordnen zu können, nutzen Sie den Werterechner auf unserer Website www.hashimoto-deutschland.de.
- Wenn Sie nur drei Mikronährstoffwerte bestimmen lassen möchten, weil sie die Kosten selbst tragen müssen, dann sollten Sie Vitamin D3, Eisen und Omega-3 aussuchen. Bei Eisen sollten Sie darauf achten, dass der Arzt Ferritin, die Transferrin-Sättigung und den hsCRP bestimmen lässt.

- Cholesterinwerte werden durch vieles beeinflusst: Stress, Ernährung, Blutzucker, Schilddrüsenunterfunktion, Östrogenmangel. Wenn Sie einen erhöhten LDL-Wert haben, lassen Sie sich nicht gleich Cholesterinsenker verschreiben, sondern gehen Sie erst mal an die Ursachen.
- Leberwerte sollten immer höchstens in der Mitte des Referenzbereichs liegen. Sind Sie bei Ihnen höher, müssen Sie Ihre Leber unterstützen.
- Der Wert, anhand dessen man am besten sehen kann, wie es um Ihren Blutzucker bestellt ist, ist der HOMA-Index. Dieser sollte unter 2 sein, sonst liegt eine Insulinresistenz vor, was in der Perimenopause nicht ungewöhnlich ist.
- Bei andauernden Verdauungsproblemen, die nichts mit der hormonellen Umstellung zu tun haben, macht es Sinn, bei einem ganzheitlichen Arzt oder Heilpraktiker einen Stuhltest machen und auswerten zu lassen.
- Ein *leaky gut* (löchrige Darmschleimhaut) kann Symptome auslösen wie Nahrungsmittelunverträglichkeiten, Blähungen, Entzündungen im ganzen Körper, Depressionen, Autoimmunerkrankungen. Der IFAB-P-Wert im Blut zeigt am sichersten an, ob ein *leaky gut* vorliegt.
- Die Referenzwerte eines Labors werden aus dem Schnitt aller bestimmten Werte berechnet. Deshalb kann es sein, dass der für Sie optimale Wert oberhalb des Referenzbereichs liegt und der Arzt Ihr Ergebnis für *normal* oder *gut* hält, obwohl es Ihnen damit schlecht geht.

Kapitel 11

Cortisol und Stress – der Grund für das ganze Perimenopausen-Chaos

Ich habe 15 Jahre lang Frühstücksfernsehen gemacht: Ich bin morgens um zwei Uhr aufgestanden, war um drei Uhr in der Maske gesessen und habe um 5:30 Uhr gut gelaunt die Zuschauer in den Morgen begleitet. Dazu war ich mindestens vier Tage die Woche von zu Hause weg, schlief in Hotels und tingelte mit Zug und Flieger durch die Weltgeschichte. Das hört sich glamourös an – war es aber nicht. Es war vor allem eines: anstrengend! Das lag auch und vor allem daran, dass jeder etwas dazu zu sagen hatte, was man da tut. Und zwar nicht fachlich, sondern ganz oberflächlich. Haare, Klamotten, wie man sitzt oder steht, wie man lacht und guckt – jeder hat eine Meinung, und die wird auch ungefiltert rausgeblasen, Social Media sei Dank. Aber auch meine Chefs hielten sich da nicht zurück. Der Ton in der Medienbranche ist rau. 2022 endete diese Zeit für mich. Und während ich erst mal einen neuen Platz im (Berufs-)Leben finden und eine neue Existenz für mich aufbauen musste, spürte ich schnell, wie sehr mich dieser Stress all die Jahre körperlich und psychisch beeinflusst hatte.

Das Ganze wurde noch getoppt von einer schwierigen Beziehung. Als ich dachte, ich wüsste dank meines Jobs, was Stress ist, bekam ich hier noch mal eine Nachhilfe de luxe.

In dieser beruflich und persönlich herausfordernden Zeit wurde ich immer kränker. Und ich nahm zu, obwohl ich eigentlich alle Stellschrauben kannte, um Gewicht zu verlieren. Meine Hormone fuhren Achterbahn, die Regel blieb aus. Meine Histaminunverträglichkeit, die ich schon mein ganzes Leben lang habe, wurde immer schlimmer. Ich bekam einen Reizdarm, Schlafstörungen, fühlte mich in allen Bereichen meines Lebens unsicher und überfordert. Ich belagerte befreundete Ärzte und machte eine Sitzung nach der anderen bei einem Hypnose-Therapeuten. Nichts änderte sich. Und trotzdem suchte ich den Fehler immer weiter bei *mir*.

Irgendwann machte ich mit meinem Partner Schluss. Von einem Moment auf den nächsten. Ich weiß bis heute nicht, woher diese Eingebung kam. Das war der Moment der Befreiung. Innerlich zitterte ich ein bisschen. Aber ich ging in mein neues, freies Leben. Die ersten Wochen war ich mit Organisation beschäftigt. Nach sechs Jahren haben sich zwei Leben ineinander verschlungen und die mussten erst einmal wieder auseinanderklamüsert werden. Ich hatte wunderbare Freunde an meiner Seite. Ich ging durch alles durch und begann, es wieder zu genießen.

Und: Meine Gesundheit stabilisierte sich. Ich nahm schnurstracks vier Kilo ab, ohne irgendetwas zu ändern. Der Schlaf wurde wieder normal, die Hormone pendelten sich ein. Das Reizdarmsyndrom verschwand. Vier Monate nach der Trennung hatte ich zum ersten Mal das Gefühl, dass in mir wieder Frieden einkehrte. In stillen Momenten spürte ich keine Angst, keinen Drang, irgendetwas zu ändern. Ich konnte diese Ruhe in mir einfach genießen. Was dann aber kam, hätte ich nie für möglich gehalten.

Eines Abends legte ich mich ins Bett, und plötzlich begann mein Körper komplett durchzudrehen: Herzrasen, innere Unruhe, mein Blutzuckerspiegel schoss nach oben. An Schlafen war die ganze Nacht nicht zu denken. Am nächsten Morgen hatte ich Tränensäcke unter den Augen, die Karl Dall alle Ehre gemacht hätten, und ein Kilo mehr auf der Waage. Ich dachte zuerst an Histamin. Mit meinem Mastzellenaktivierungssyndrom kann so etwas bei zu viel Stress oder dem falschen Essen schon mal passieren. Aber als genau das gleiche Schauspiel die nächsten Abende immer wieder auftrat und nichts Gängiges dagegen half, fing ich an, zu forschen und mit befreundeten Ärzten zu sprechen. Schlussendlich kam heraus, dass mein Nervensystem nach Jahren des Dauerbeschusses Ruhe als Gefahr empfand und deshalb aufdrehte, sobald die Stille zu »laut« wurde. Mit einer gezielten, kurzfristigen, medikamentösen Therapie konnte der Spuk zum Glück relativ schnell beendet werden. Und ich kehrte zu meinem (endlich wieder) ausgeglichenen, lebensfrohen Ich zurück.

Aber all das war mir eine Lehre – ich muss die Schreie meines Körpers und meiner Seele ernst nehmen und meiner Intuition wieder vertrauen. Denn mein Bauchgefühl hatte mich längst gewarnt, etwas Grundlegendes zu verändern, aber ich habe zu lange nicht darauf gehört – und damit begann das jahrelange Drama.

Und was diese Geschichte noch zeigt: Das vegetative Nervensystem von uns Frauen ist für diese verrückte Welt nicht gemacht. Ein stressiger Job, eine unglückliche Beziehung – all das kann uns aus unserer Mitte bringen, uns krank machen – und die Perimenopause viel zu früh einläuten. Ein befreundeter Heilpraktiker drückte das vor Kurzem so aus: »Wir werden von Hormonen gesteuert: allen voran Cortisol, Schilddrüsenhormone, Geschlechtshormone und Wachstumshormone. Und gerade bei Frauen kann Cortisol, ausgelöst durch Stress, alle anderen extrem beeinflussen. Und zwar nicht zum Guten.«

In der Perimenopause ist unser Hormonsystem besonders fragil. Das Progesteron sinkt, der Östrogenspiegel ist relativ gesehen erst mal zu hoch, später dann aber auch im Sinkflug. Testosteron und DHEA nehmen langsam ab. Auch die Schilddrüse schwächelt. Und genau jetzt stecken wir meist noch in der Phase der größten Belastung: Kinder, Job, Beziehung, Eltern, die eventuell in jeglicher Hinsicht, körperlich und geistig, abbauen und Hilfe brauchen. Dann muss vielleicht noch ein Kredit fürs Haus abbezahlt werden. Oder die finanzielle Situation ist allgemein nicht so charmant. Dazu kommen Zeitdruck, Reizüberflutung und volle To-do-Listen. Schon ein Blick in Instagram kann den Cortisolspiegel hochschießen lassen. Von abendlichem Scrollen im Bett gar nicht erst zu sprechen. Stichwort: blaues Licht. Auch der Vergleich mit anderen Menschen wirkt sich negativ aus: Sie hat eine bessere Figur, ein schöneres Haus, einen erfolgreicheren Mann – und vielleicht noch eine Birkin Bag von Hermès! Und schon fahren die Stresshormone Achterbahn. Dazu der Druck, permanent erreichbar zu sein: Das Handy brummt, blinkt, surrt – selbst wenn Sie nicht hinschauen, reagiert Ihr Nervensystem. Oder das typisch weibliche Multitasking: Mails lesen, Küche putzen, Einkäufe einräumen, das Kind beim Spielen im Auge behalten und gleichzeitig einen Kuchen im Ofen haben. Das kann vordergründig gut gehen. Ihren Sympathikus, den Teil Ihres Nervensystems, der für Anspannung zuständig ist, ruft all das allerdings permanent auf den Plan. Und schon klappt es nicht mehr mit dem Runterkommen oder Einschlafen. Ich will gar nicht anfangen von den permanent schlechten Nachrichten im TV, Radio oder in den Tageszeitungen. Ich habe mir angewöhnt, im Auto nur noch Musik zu hören. Das hält meine Laune oben und mein Stresslevel unten.

Was wir in unseren Zwanzigern locker weggesteckt haben, wird jetzt zur schier unüberwindbaren Aufgabe. Deshalb ist es gerade in dieser Phase des Erwachsenenlebens so wichtig, die Dinge, auf die wir einen Einfluss haben, so handlebar wie möglich zu halten. Denn ob wir mit Anfang/Mitte 40 oder eben schon zehn Jahre zuvor in die Perimenopause kommen, hat etwas mit dem Stresslevel zu tun, dem wir uns aussetzen. Dauerhaft auf Hochtouren zu laufen, hat seinen Preis – und der ist verdammt hoch. Je älter wir werden, desto höher. Kurz gesagt: Stress kostet uns einfach die Stabilität unserer Hormone. Meine Freundin und ganzheitliche Frauengesundheitsexpertin Dr. Susanne Esche-Belke, die auch das wunderbare Vorwort zu diesem Buch geschrieben hat, sagt immer: »Würden wir in Afrika auf dem Land leben, hätten wir Frauen all die Hormonprobleme der heutigen Zeit nicht.« Und damit hat sie hundertprozentig recht. Aber weder Sie noch ich wohnen irgendwo abgeschieden in der Pampa, ohne Handy, Verkehr, anstrengende Mitmenschen und Sorgen. Und deshalb müssen wir uns informieren und aussortieren, was zu viel ist.

So reagieren die Hormone unter Stress

Progesteron: Das Gelbkörperhormon ist das erste Opfer, wenn wir uns zu viel zumuten. Unser Körper macht aus Pregnenolon entweder Progesteron, dabei geht's um das Thema Fortpflanzung. Oder Cortisol, dabei geht es um das Thema Überleben. In unserer Welt voller schlechter Nachrichten, künstlichem Licht, ständiger Erreichbarkeit – was unser Innerstes alles nicht vom tödlichen Angriff des Säbelzahntigers unserer Vorfahren unterscheiden kann – fällt die Entscheidung meist aufs Überleben – und damit nicht auf Progesteron. Zudem sorgt Stress dafür, dass wir – trotz Menstruation – keinen Eisprung haben. Das nennt man dann anovulatorischer Zyklus. Auch das hat zur Folge, dass die Progesteronbildung zurückgeht. Und so sinkt der Wert und wir bekommen Schlafstörungen, Wassereinlagerungen, nehmen zu und werden extrem unentspannt. Mehr dazu finden Sie im Kapitel »Progesteron« ab Seite 25.

Östrogen: Eine chronische Erhöhung von Cortisol durch dauerhaften Stress wirkt sich negativ auf die Hypothalamus-Hypophysen-Nebennierenachse aus, die für die Regulation der Sexualhormone zuständig ist, auch für Östrogen. Die Produktion wird zurückgefahren, die Symptome nehmen zu.

Testosteron: Hier greift der gleiche Mechanismus wie bei Östrogen.

DHEA: Unser »Jugendlichkeitshormon« ist einer der ersten Marker, der im Blut anzeigt, wenn die Nebennieren, unsere Stressorgane, geschwächt sind. (Mehr Infos dazu finden Sie im Kasten »Nebennierenschwäche« am Ende des Kapitels). Denn DHEA wird zu 70 Prozent in der Nebennierenrinde gebildet (zu 30 Prozent in den Ovarien) – und daraus macht der Körper Östrogen und Testosteron.

SHBG: Das Sexualhormon-bindende Globulin steigt, wenn wir unter chronischem Stress leiden. Daran können auch Diäten, Untergewicht, die Einnahme der Pille, Rauchen, Alkohol oder ein Zinkmangel ihren Anteil haben. Der SHBG-Wert sollte unter 100 nmol/l liegen, denn sonst bindet das SHBG sowohl Testosteron als auch Östrogen an sich und macht beides nicht frei verfügbar für biologische Prozesse im Körper. Das bedeutet, beides kann zwar in ausreichender Menge vorhanden sein, aber beide Hormone können nicht wirken.

Männer und Frauen regulieren Stress unterschiedlich!

Was gerade auf Social Media als »Biohacking« und »zurück zur Natur« gepriesen wird, ist für uns Frauen meist gar keine gute Idee. Denn Eisbaden, intermittierendes Fasten (16 Stunden lang nichts und nur in einem Zeitraum von acht Stunden essen), High-Intensity-Sport (HITT-Training) gerade am Abend ist für Männer super. Sie regulieren hauptsächlich über Dopamin, Intensität, Fokus, Adrenalin und Auspowern. Wir Frauen hingegen regulieren über Verbindung und Zyklen. Wir brauchen Langsamkeit, Wärme, Berührung, Ruhe, zum Beispiel …

- Zeit mit Menschen verbringen, bei denen man sich sicher und gut aufgehoben fühlt. Unser Nervensystem reguliert sich über Co-Regulation und das Bindungshormon Oxytocin.
- Sanfte Bewegung wie Yoga, Spaziergänge oder Tanzen. Stresst nicht zusätzlich, sondern baut Spannung ab.
- Massagen, Kuscheln, Sex – sichere Berührung hilft dem Körper, Stress loszulassen.
- Pausen machen, tief durchatmen, spielen, albern sein – wir brauchen Weite und Leichtigkeit für innere Ruhe.

Deshalb müssen wir wieder lernen, den Unterschied zwischen Mann und Frau zu verstehen und anzuerkennen. Nicht alles ist für alle gleich gut. Es gibt genetische Vorgaben der Natur, die wir berücksichtigen müssen, damit es gerade uns Frauen möglichst lange möglichst gut geht. Auch in der Perimenopause und in der Zeit danach. Das bedeutet nicht, dass wir schwächer sind als Männer. Wir und unser Körper ticken einfach anders. Dieser Blick auf die Geschlechter hat sich aufgrund der modernen »Alle sind gleich«-Ideologie der letzten Jahre ein bisschen verschoben – zuungunsten von uns Frauen. Die Frauen in der Generation unserer Großmütter und Urgroßmütter hatten dafür noch ein viel besseres Gespür. Dass man sich Ruhe gönnt während der Regel zum Beispiel. Die Intensität von Sport und Bewegung anpassen, je nach Zyklusphase. Im Winter mehr in den Rückzug gehen und den Körper mit warmen, nährenden Speisen versorgen wie etwa Eintöpfen. Klingt alles ein bisschen langweilig, ist aber Jahrtausende und Generationen über Generationen bewährt. Nur mal so als Anregung, denn solche Dinge haben auch einen immensen Einfluss auf unser Wohlbefinden, nicht nur in der Perimenopause.

Antistress-Tipps für die Perimenopause

Schlaf priorisieren

Schlaf reguliert Cortisol. Das macht nicht nur glücklicher und fitter, sondern auch der Blutzucker stabilisiert sich. Schon fünf Nächte mit zu wenig Schlaf bringen uns in einen prädiabetischen Zustand, also eine Insulinresistenz. Schlaf steuert Hunger- und Sättigungshormone. Er ist also die beste, kostenlose, nebenwirkungsfreie Schlankpille, die man sich vorstellen kann. Denn ein gesunder, tiefer Schlaf entscheidet, ob Sie Fett verbrennen oder speichern, ob Sie Wasser einlagern oder morgens mit einem schmalen Gesicht und strahlenden Augen aufwachen. Frauen brauchen aus hormoneller Sicht mindestens acht bis zehn Stunden Schlaf! Ich weiß, das ist für die meisten von uns utopisch. Aber für den Hinterkopf und als hehres Ziel kann man sich die Zahl ja mal merken.

Blutzucker stabil halten

Wenn der Blutzucker dank falscher Ernährung, schlechten Schlafs, Kaffee auf leeren Magen usw. Achterbahn fährt, gerät der Körper in Stress. Deshalb: unbedingt das Kapitel »Insulin« ab Seite 84 lesen.

Frühstücken – und regelmäßige Mahlzeiten

Fasten interpretiert der Körper als puren Stress. Jetzt werden Sie zu Recht die Vorteile von intermittierendem Fasten anbringen! Damit kann man so toll abnehmen, erzählen einem Zeitschriften und Instagram seit Jahren. Leider muss ich Ihnen sagen: Alle Studien zur 16:8-Ernährung und Ähnlichem wurden an Männern durchgeführt. Und selbst die merken nach einigen Jahren, dass ihnen diese Art von Morgenroutine gar nicht guttut. Aber zurück zu uns Frauen: Cortisol wird vermehrt ausgeschüttet, wenn man fastet; wenn man dann noch auf leeren Magen einen Kaffee trinkt, geht die wilde Fahrt erst richtig los. Die Folge: Der Blutzucker crasht, der Körper muss wiederum Cortisol ausschütten, um sich wieder auf »Überlebensniveau« hochzubekommen. Die Folgen: Zittern, Herzrasen, Hormondurcheinander – Sie kennen das Spiel inzwischen. Deshalb unbedingt innerhalb einer Stunde nach dem Aufstehen frühstücken und keine Mahlzeit ausfallen lassen! Dafür lieber die Snacks weglassen. Ist besser für die Hormone, die Laune – und die Figur!

High-Intensity-Sport

Nach der Arbeit noch eine Stunde Zumba oder sich beim Spinning anbrüllen lassen? Das klappt mit 25 ganz gut. Aber jetzt, in der Perimenopausenzeit? Der Körper vieler Frauen gerät in Panik! Der Überlebensmodus wird eingeschaltet. Die Folgen: Schlafstörungen, Wassereinlagerungen am nächsten Morgen vor allem im Gesicht, an den Händen, rund um den Bauch. Langfristig verstärkt diese Art von Bewegung ab einem gewissen Alter die Gewichtszunahme. Die gesunde Alternative: Yoga, Pilates, Gewichtstraining – wenn möglich morgens oder am Nachmittag und nicht kurz vor der Schlafenszeit und nie mit leerem Magen!

Der Morgen gibt den Ton an!

Wie Sie in den Tag starten, sagt Ihrem Körper, wie sicher Ihr Leben ist. Wenn schon direkt nach dem Aufstehen der große Trubel ausbricht, das erste Licht, das Ihr Auge sieht, das Handydisplay ist, und Sie nur mit Kaffee im Magen das Haus verlassen – dann ist es kein Wunder, dass Ihre Hormone komplett aus dem Gleichgewicht geraten. Vermeiden Sie Stress am Morgen, wenn Sie es können. Unser Körper unterliegt zudem dem zirkadianen Rhythmus. Das bedeutet, unsere innere Uhr funktioniert nach der Sonne! Wenn die aufgeht und wir dann auch gleich mal nach dem Aufstehen ein bisschen rausschauen, dann werden Hormone und Verdauung angeregt und wir können in den Tag starten.

Der Abend fährt uns runter

Also, im besten Fall! Wenn Sie Ihren Augen beispielweise kein blaues Licht entgegenhalten aus TV, Tablet, Handy. Denn blaues Licht sagt dem Gehirn: »Guten Morgen! Der Tag geht los! Alle Systeme hochfahren!« Und die Nebennieren starten ihr Programm aus Cortisol und Co. Kurz gesagt: Wir werden wach – und wie!

Dass über 40 Prozent der Deutschen in Umfragen angeben, unter Schlafstörungen zu leiden[7], wundert nicht, wenn man bedenkt, was die meisten in den Abendstunden am liebsten tun: Netflix, Instagram und Co. Am besten wäre es, das alles wegzulassen. Aber wer will das schon?

Was die schlafstörende Wirkung der Technikspielereien etwas abfedert: Blaulichtfilterbrillen. Die sollten orangefarbene Gläser haben – dann filtern sie einen Großteil des blauen Lichts – und spätestens ab drei Stunden vor dem Schlafengehen getragen werden. Nicht nur, wenn man am Handy ist, sondern auch, sobald das Licht in der Wohnung angeht. Denn das Lichtspektrum der modernen Leuchtmittel entspricht leider nicht mehr dem der guten, alten Glühbirne. Deren Licht war für uns Menschen gesund.

Wenn man es lichttechnisch richtig gut machen möchte, beleuchtet man die Wohnung abends nur noch mit rotem Licht. Das soll jetzt nicht thematisch in die falsche Richtung führen. Es geht immer noch um die Themen Stress und gesunder Schlaf! Das rote Licht imitiert ein Lagerfeuer, an dem schon unsere haarigen Vorfahren in der Höhle saßen und sich wärmten. In den Augen haben wir Rezeptoren, die dem Gehirn durchgeben: Rotes Licht von unten – es ist Entspannung angesagt! Im hinteren Teil des Buches finden Sie einen Tipp, wo Sie solche Lampen finden, ohne Rotlichtmilieu-Touch. Und auch die Blaulichtfilterbrillen gibt's da.

»Ach, ich trink doch nur eine Tasse!«

Glauben Sie mir, die Diskussion führe ich jeden Tag mit meinen Klienten. »Eine Tasse Kaffee, Frau Blumhagen, kann doch nicht so schlimm sein!« Mir geht's auch gar nicht um die eine Tasse und schon gar nicht geht es mir darum, Ihnen etwas wegzunehmen! Es geht darum, dass Koffein aus Cola, Energydrinks, Schwarztee und eben auch aus Cappuccino oder Latte Macchiato die Nebennieren ordentlich hochjazzt und schlicht und ergreifend Stress im Körper auslöst. Der Abbau des Koffeins dauert bis zu 24 Stunden! Ich weiß, dass Kaffee aber auch ein geliebtes Ritual ist. Mit der Kollegin ein Schwätzchen in der Kaffeeküche halten. Oder wenn morgens alle aus dem Haus sind, erst mal einen Espresso – und dann geht's los mit der Hausarbeit. Darauf sollen Sie auch gar nicht verzichten! Sie sollen nur wissen: Es gibt heutzutage mit Wasserdampf entkoffeinierte Sorten, die genauso schmecken wie die mit Umdrehungen. Da ist die schöne Tradition gerettet, Sie haben weniger Stress und können besser schlafen.

Raus in die Natur

Wenn Sie einen Hund haben, werden Sie jetzt abwinken: Ich gehe jeden Tag dreimal raus! Aber für alle anderen und gerade diejenigen, die nicht auf dem Land leben, ist es manchmal ganz schön anstrengend rauszukommen. Und damit meine ich nicht den Weg von der Haustür bis zur U-Bahn, sondern richtig rein ins Grüne, in die Natur! Denn unser Körper reagiert auf die *50 Shades of Green* mit tiefer Entspannung. Die Japaner gehen sogar auf Rezept Waldbaden. Gut, das brauchen wir jetzt nicht. Am Wochenende eine Stunde spazieren zu gehen, bringt auch schon was. Je öfter, desto besser. Ihr Stresslevel wird es Ihnen danken.

Kleine Helferlein – oder neudeutsch: Adaptogene

L-Theanin: In deutschen Großstädten ist seit einiger Zeit Matcha wahnsinnig in. Was ist das? Nichts anderes als grüner Tee in gemahlener Form – manchmal mit irgendeiner Milch verrührt. Die einen mögen es, die anderen finden, es schmecke wie Gras mit Milch. Ganz egal, viel interessanter als der Berlin-Friedrichshain-Hype ist einer der Inhaltsstoffe des grünen Tees, der auch im Matcha enthalten ist. Und der ist der Grund, warum asiatische Mönche Matcha trinken – ohne Milch und nur mit warmem Wasser aufgeschlagen: L-Theanin – eine Aminosäure mit erstaunlichen Wirkmechanismen in unserem Körper. Sie beruhigt das Nervensystem, ohne müde zu machen. Sie überwindet die Blut-Hirn-Schranke und beeinflusst dort Neurotransmitter wie GABA (entspannend, angstlösend), Serotonin und Dopamin (stimmungsstabilisierend) sowie die Alpha-Hirnwellen (fördern mentale Ruhe und klare Gedanken). Das Ergebnis: tiefe Entspannung ohne Schläfrigkeit – wir bleiben wach, aber ruhig dabei. Zur Entspannung tagsüber können Sie 100–200 mg bei Bedarf einnehmen. L-Theanin kann man dauerhaft zu sich nehmen, weil es keinen Gewöhnungseffekt hat.

Zudem erleichtert L-Theanin das Einschlafen, und die Schlafphasen werden tiefer und stabiler. Es verringert Grübeln und sorgt dafür, dass unser Gehirn wirklich abschalten kann. Was für ein Segen in dieser Zeit! Studien zeigen: Schon 200–400 mg L-Theanin können den Schlaf signifikant verbessern – ohne Nebenwirkungen und Abhängigkeit.

Da grüner Tee eben auch wach machen kann – wenn auch sanfter als Kaffee –, lohnt es sich, in L-Theanin-Kapseln zu investieren.

Glycin: Wieder eine Aminosäure mit tollem Wirkpotenzial, wenn es um das Thema Stress geht – und noch viel mehr! Das als süßlich schmeckendes Pulver verkäufliche Glycin wirkt beruhigend auf das zentrale Nervensystem, unterstützt den Schlaf-Wach-Rhythmus und hilft uns bei der Stressbewältigung. Die Einschlafzeit kann verkürzt und die Qualität des Schlafes verbessert werden. Zudem kann Glycin Angstzustände reduzieren und die Muskelentspannung unterstützen. Tagsüber eingenommen macht es nicht schläfrig. Charmanterweise unterstützt Glycin auch noch den Zuckerstoffwechsel, was den Blutzuckerspiegel zurück in Balance bringen kann. Drei bis fünf Gramm pro Tag, vor allem abends vor dem Schlafengehen, werden als empfehlenswerte Dosis beschrieben.

Taurin: Taurin ist eine Aminosäurenverbindung, die im vorletzten Jahrhundert aus Ochsengalle isoliert wurde. Diese Zeiten sind vorbei! Und selbst wenn die Werbung behauptet, als Bestandteil eines weltbekannten Energydrinks würde Taurin *Flüüüüügel* verleihen – stimmt nicht. Ganz im Gegenteil! Überall im Körper ist es zu finden: Die höchsten Konzentrationen finden sich im Gehirn, in der Netzhaut des Auges, im Herzen, in der Muskulatur, in den weißen Blutkörperchen, in der Muttermilch und im zentralen Nervensystem. Der Körper produziert 25–50 mg täglich selbst, dazu sollten ungefähr 400 mg aus der Nahrung kommen. Taurin findet man vor allem in tierischen Produkten wie Fleisch, Muscheln, Fisch (vor allem Dorsch), Milch … Da unsere Gesellschaft seit Jahren auf den Vegan-Zug aufgesprungen ist und gerade manche Frauen lieber die Finger von tierischen Lebensmitteln lassen (was ich als hochproblematisch ansehe), geraten viele in einen Taurin-Mangel. Das ist problematisch für unseren Körper, denn Taurin kann beruhigende Effekte auf unser Nervensystem haben und wird mit Stressabbau sowie verbesserter Schlafqualität in Verbindung gebracht – neben all den anderen positiven Auswirkungen auf das Sehen, die Fettverbrennung, den Blutzuckerspiegel, unser Herz, das Immunsystem, die Muskelgesundheit und vieles mehr. Gesunde Erwachsene können bis zu drei Gramm Taurin in Kapsel- oder Pulverform einnehmen, vorzugsweise am Abend.

Ashwagandha: So gut wie jeder Influencer im Gesundheitsbereich macht gerade Werbung für die als »Schlafbeere« oder auch »Winterkirsche« bezeichnete Pflanze aus dem Ayurveda. Und das zu Recht (mit einem kleinen Einwand): Ashwagandha kann laut Studien tatsächlich Cortisol senken, die Schlafqualität verbessern und die geistige Klarheit unterstützen. Zudem kann es die Stressresistenz und die allgemeine Energie erhöhen. Die Muskelregeneration wird ebenfalls gefördert – das ist wichtig, wenn Sie viel Sport machen.

Jetzt kommt das Aber: Man muss Ashwagandha regelmäßig nehmen, sonst stellen sich die positiven Effekte nicht ein. Und: Vorsicht ist angezeigt, wenn Sie eine Autoimmunerkrankung wie Hashimoto, Lupus, Vitiligo u. Ä. haben! Da wir es hier mit einem Nachtschattengewächs zu tun haben, können die Kapseln und vor allem deren Inhalt Entzündungen im ganzen Körper verstärken, vor allem im Darm und in den Gelenken.

Rhodiola Rosea: Die weniger exotische Alternative zu Ashwagandha nennt sich ganz harmlos auch »Rosenwurz« oder »Aaronstab«. Und kommt nicht aus Indien, sondern aus Nord- und Osteuropa, manchmal auch aus Sibirien. Für uns ist die Pflanze interessant, weil sie die körperliche und geistige Leistungsfähigkeit verbessern kann, vor allem unter stressigen Bedingungen. Rosenwurz reguliert die Ausschüttung von Stresshormonen wie

Adrenalin und Cortisol und beschleunigt die Erholung. Traditionell wird es verwendet, um Erschöpfung und depressive Verstimmung zu lindern und Lebensfreude zurückzugewinnen. In der Phase unseres Lebens und dazu im oft langen dunklen mitteleuropäischen Winter keine schlechte Sache, finde ich.

Phosphatidylserin: Als ich vor gut 15 Jahren zum ersten Mal davon hörte, dass man sein Stresslevel senken und sein Wohlbefinden verbessern kann, wenn man Cortisol reduziert, stolperte ich über das Buch *The Cortisol Connection* von Shawn Talbott (gibt es bis heute leider nur auf Englisch). Darin las ich zum ersten Mal etwas von Phosphatidlyserin. Ich habe es gekauft, ausprobiert und für gut befunden. Seitdem gehören 200–300 mg Phosphatidlyserin zu meinem Nachmittags-Runterkomm-Cocktail, gerade in stressigen Phasen meines Lebens.

CBD-Öl: Keine Sorge, wenn ich jetzt mit Hanf um die Ecke komme (CBD = Cannabidiol)! Da ist nichts Verbotenes oder Berauschendes dran. Die goldbraunen Tropfen können das vegetative Nervensystem beruhigen. Können. Es klappt allerdings nicht bei jedem, man muss das ausprobieren. Und auch die Menge ist ganz individuell. Bei mir reichen vier Tropfen, und ich spüre, wie mein Innerstes ruhiger wird, egal, wie groß die Verspätung meines Zuges wieder ist. Andere brauchen sechs Tropfen oder nur einen. Man beginnt mit einem Tropfen und steigert so lange, bis die positive Wirkung eintritt. Wichtig ist, dass Sie hier auf die Qualität achten. Bioanbau aus der EU wäre gut.

Nebennierenschwäche

Wenn wir lange genug durchgepowert haben, dann wächst die Gefahr, dass unsere Stressorgane, die Nebennieren, die als kleine Kappen oben auf den Nieren sitzen, die Arbeit einstellen. Sie gehören zu den endokrinen Drüsen, produzieren also Hormone. Und sie sind aufgebaut aus Nebennierenrinde und Nebennierenmark. Erstere ist für die Produktion von Aldosteron (Regulierung des Wasser- und Salzhaushaltes), Androgenen wie DHEA, minimal auch Progesteron (das meiste bilden die Ovarien) und Cortisol zuständig. Für unser Stress- und Fluchthormon also. Das Nebennierenmark produziert Hormone wie Adrenalin und Nordadrenalin. Ganz schön viel Verantwortung für solch kleine Organe (vier Zentimeter lang, zwei Zentimeter breit)! Und deshalb sind sie auch so empfindlich. Gerade bei meinen Hashimoto-Klientinnen in der Perimenopause sehe ich täglich Fälle von Nebennierenschwäche. Das kommt durch die chronische Erkrankung plus das ganz normale Leben zwischen Familie, Job, Sorgen. Aber man muss gar keine Krankheit haben. Die Nebennieren erschöpfen auch, wenn die Mutter gepflegt werden muss, was ja meist an uns Frauen hängen bleibt. Oder wenn wir alleinerziehend und voll berufstätig ein Leben für zwei wuppen müssen. Oder wenn einfach alles zu viel wird, mit Grund oder ganz ohne bestimmten Grund. Das ist auch kein Wunder: Die Natur hat unsere Stressorgane perfekt eingestellt – nur nicht für unser modernes Leben. Sie wurden gemacht, um dem Säbelzahntiger davonzurennen: ein kurzer Stressreiz. Rennen. Überleben. Danach kam unser Vorfahr zurück in die Höhle und die Wunden wurden versorgt. Und er konnte sich wieder erholen. Heute geht das leider nicht mehr bei 24/7-Dauerstress: blaues Licht, zu wenig Schlaf, Dauererreichbarkeit, schlechte Nachrichten von Krieg und Rezession usw. Da bleibt keine Zeit, um loszulassen.

Neudeutsch nennt man die Nebennierenschwäche »Managerkrankheit« oder »Burn-out« und wird von Ärzten gern mit Antidepressiva behandelt. Das bringt aber nichts, weil ein physisches Problem vorliegt und kein psychisches. Lassen Sie sich das nicht einreden! Es gibt für alles eine Erklärung.

Wie spürt man, dass die Nebennieren die weiße Flagge gehisst haben?

Die Antwort besteht aus einem Wort: Erschöpfung! Eine absolute, nicht wegzudiskutierende und lebensverändernde Erschöpfung! Die totale Müdigkeit, die sich auch mit viel Schlafen und Urlaub nicht bessert. Denn geben die Nebennieren ihren Job auf, dann haben wir zu wenig Cortisol im Körper, und das ist das Hormon, das uns wach und reaktionsschnell macht, das uns schnell denken und gute Entscheidungen treffen lässt. Das uns Antrieb und Power gibt. Und wenn das weg ist – geht bei uns komplett das Licht aus. Zudem wirken wir leicht verwirrt, unterzuckern schneller, werden zittrig, nehmen am Rumpf zu mit gleichzeitig dünnen Armen und Beinen und haben das Gefühl, dem Leben nicht mehr gewachsen zu sein. Wenn Sie dann mit Kaffee und Zucker gegensteuern, begeben Sie sich geradewegs auf den Weg nach unten im Teufelskreis der Erschöpfung.

Die Diagnose

Zu Anfang müssen Sie erst mal wissen, ob Ihre überbordende Erschöpfung wirklich an den Nebennieren liegt – und nicht an einer Schilddrüsenunterfunktion, einem Eisen- oder Vitamin-B12-Mangel oder nicht mehr optimal funktionierenden

Mitochondrien, den Kraftwerken unserer Zellen. Wie macht man das? Zuallererst können Sie bei Ihren Blutergebnissen nachschauen, ob in der letzten Zeit DHEA bestimmt wurde, unser sogenanntes Jugendlichkeitshormon. Das ist oft das erste Anzeichen, dass die Nebennieren langsam ihre Arbeit einstellen. Ist das Ergebnis nicht im oberen Drittel des Referenzbereichs, ist das ein relativ eindeutiges Zeichen, dass da was im Argen liegt. Mithilfe eines Speicheltests für ein Cortisol-Tagesprofil bekommen Sie Gewissheit. Kein Bluttest und auch nicht nur eine Speichelprobe! Sie müssen sehen, wie sich der Cortisolwert über den Tag entwickelt. Deshalb liefern gute Labore fünf bis sieben Röhrchen, in die Sie im Moment des Aufwachens, kurz nach dem Aufstehen, mittags um 12 Uhr und so weiter bis zum Schlafengehen reinspucken. Die Kurve, die man (oder der Arzt) als Ergebnis zugeschickt bekommt, sollte morgens stark ansteigen, gegen Mittag den Peak erreichen und dann sanft abfallen. Leider sieht das Bild meist nicht so aus. Oft ist der Wert morgens noch ganz gut und dann sackt er gegen Mittag ab. Auch das weist auf eine Nebennierenschwäche hin. Oder nach mehreren unterdurchschnittlichen Werten schießt die Kurve am Abend noch mal hoch: Das letzte verzweifelte Aufbäumen – und fast schon ein sicherer Garant, dass man nicht einschlafen kann, weil das Cortisol zu hoch und dafür Melatonin garantiert zu niedrig ist.

Wie kommen Sie da schnellstmöglich raus?

Leider muss ich Ihnen eine Sache gleich zu Anfang sagen: »Schnell« geht bei einer Nebennierenschwäche leider nichts! Denn die kleinen Kappenorgane brauchen Zeit zum Sicherholen. Wichtig ist, dass Sie jetzt anfangen, ihnen zu helfen!

Das können Sie tun:

1. Stress vermeiden: To-do-Listen kurz halten. Verpflichtungen auf ein Minimum zurückfahren. Familie, Kollegen und Freundeskreis um Verständnis bitten. Ihre erschöpften Nebennieren sind wie ein gebrochener Arm. Der wird auch ruhig gestellt, bis er zusammengewachsen ist. Niemand hat etwas davon, wenn Sie noch länger ausfallen. Mir gefällt immer das, was in Flugzeugen gesagt wird: »Bitte ziehen Sie erst sich selbst die Sauerstoffmaske über und helfen Sie dann Mitreisenden.« Genau so sollten Sie es in solch einer Situation halten. Kümmern Sie sich erst um Ihre Gesundheit – und dann können Sie die Familie wieder managen.
2. Schlaf: Sie *müssen* darauf achten, mindestens acht, besser zehn Stunden zu schlafen. Es gibt kein besseres Mittel, um die Nebennieren wieder aufzubauen. Und dabei müssen Sie rigoros diszipliniert sein. Jeder Ausrutscher rächt sich. Wichtig ist auch, jeden Tag zur gleichen Zeit ins Bett zu gehen – am besten vor 22 Uhr. Wenn Sie nicht einschlafen können, kann Melatonin, unser Schlafhormon, helfen. Ein Gramm eine halbe Stunde vor dem Zubettgehen genommen, verkürzt die Einschlafzeit und hält Sie aus dem Gedankenkarussell heraus.
3. Streichen Sie Kaffee, grünen und schwarzen Tee, Energydrinks, Cola und Matcha rigoros und komplett aus Ihrer persönlichen Getränkekarte. Jeder Schluck schickt Ihre Nebennieren weiter ins Tal der Tränen. Und da wollen Sie ja unbedingt raus!
4. Kein intensiver Sport: Bewegung ist immer gut, aber im Moment der akuten Schwäche kann jede Belastung Sie um Tage, wenn nicht Wochen zurückwerfen. Sobald Sie stabiler sind, können Sie versuchen, wieder spazieren zu gehen,

Fahrrad zu fahren oder Yoga zu machen. Aber niemals bis zur Belastungsgrenze.

5. Lesen Sie unbedingt (noch mal) das Kapitel zum Thema Insulin und Blutzucker (ab Seite 84). Zu viele Kohlenhydrate lassen Ihren Blutzucker Achterban fahren, was für Ihren Körper großen Stress bedeutet. Gleiches gilt für Fasten und den Verzicht auf ganze Mahlzeiten. Dreimal am Tag sollten Sie essen, mit genügend Eiweiß, gesundem Fett und komplexen Kohlenhydraten. Ohne Zucker.
6. Salz: Auch wenn viele Ärzte immer noch auf dem Trip sind, uns die Salzaufnahme zu vermiesen – Ihre Nebennieren brauchen es dringend! Als ich noch beim Frühstücksfernsehen war und zweimal pro Woche um zwei Uhr aufstehen musste – was für meine Nebennierenschwäche jedes Mal einem Tritt in den Hintern gleichkam –, habe ich morgens immer als Erstes eine Tasse Brühe getrunken. Die wärmt und enthält viel Salz. Heute sind Knochenbrühen wieder in, weil deren Kollagengehalt hoch ist, was für Haut, Haare, Fingernägel, Gelenke, Muskeln und Bindegewebe gut ist. Auch die kann zur Stabilisierung der Nebennieren morgens getrunken werden. Zum Würzen von Speisen sollten Sie kein jodiertes Speisesalz aus dem Supermarkt kaufen. Das ist reines Natriumchlorid – und tut für Ihre Nebennieren genau nichts. Empfehlenswerter ist unraffiniertes, unbehandeltes, unfluoridiertes Natursalz ohne Rieselhilfen. Damit können Sie eine Sole ansetzen und jeden Morgen einen Teelöffel davon in einem Glas stillen Wassers trinken.
7. Nährstoffe auffüllen: Vitamine, Mineralien und Spurenelemente sind wie Benzin für unseren Körper. Ohne sie läuft der Laden einfach nicht. Und auch Ihre Nebennieren brau-

chen diesen Treibstoff. Lassen Sie deshalb im Blut checken, was fehlt. Ganz wichtig sind hier Vitamin C, Zink, Vitamin D3 (immer mit K2 zusammen einnehmen), Magnesium und die B-Vitamine. Plus Aminosäuren.

8. Baustellen aufdecken: Alles, was im Körper schiefläuft, bedeutet Dauerstress für die Nebennieren. Ganz egal, ob Ihnen Progesteron oder Östrogen fehlt, ob Sie eine Darmfehlbesiedlung, eine überlastete Leber, eine unentdeckte Hashimoto Thyreoiditis, Allergien oder Zahnherde haben. Lassen Sie sich bei einem ganzheitlichen Arzt oder Heilpraktiker durchchecken, um diese schwächenden Faktoren zu beseitigen.
9. Mein absoluter Gamechanger: Cytozyme-AD von Biotics. Das ist (Vorsicht, klingt nicht lecker!) gefriergetrocknetes Nebennierenextrakt von Kälbern. Sorry, liebe Veganer und Vegetarier. In den Tabletten ist alles drin, was unsere Nebenniere braucht, um wieder richtig gut zu funktionieren. Dieses Mittel hat mich immer aus dem Tal der Erschöpfung gehievt. Auch bei meinen Klienten funktioniert es jedes Mal zuverlässig. Man muss allerdings beachten, dass da ordentlich Wumms drinsteckt. Deshalb mit einer Vierteltablette einsteigen, langsam steigern. Und sobald Sie merken, dass Sie sich erholen und Ihr Zustand sich bessert, gehen Sie langsam mit der Dosis wieder runter und schleichen die Tabletten aus. Kommt einmal wieder ein Energietief, haben Sie das Döschen ja schon griffbereit zu Hause stehen.
10. Zusammen mit den Maßnahmen weiter oben haben Sie so die Chance, je nach Grad der Erschöpfung innerhalb von ein paar Wochen wieder auf beiden Beinen zu stehen. Aber Sie müssen schon streng mit sich sein. Nebennieren verzeihen keine Schummelei.

Noch ein wichtiger Tipp!

Eigentlich finden Sie die Buchtipps zu allen spannenden und relevanten Themen ab Seite 237. Aber da meine Freundin und Co-Autorin Anna Funck und ich vor einiger Zeit ein ganzes Buch zum Thema »Stress« geschrieben haben, möchte ich hier ein bisschen Werbung in eigener Sache machen und Ihnen dieses ans Herz legen: *Die Stressmanagerinnen.* Mit tollen Experteninterviews und einem Rundumblick zum Thema Belastung in unserem modernen Leben, und Infos, wie wir die Folgeschäden für unsere Gesundheit, unsere Seele und unsere Kinder so gering wie möglich halten. Man kann schon fast sagen: Wie wir möglichst unbeschadet durch diese verrückte Welt kommen und unser Leben trotzdem in vollen Zügen genießen können. Gerade für Frauen in der Perimenopausen-Zeit, in der sich alles zu ändern scheint, ohne dass wir etwas dagegen tun können, kann dieses Buch ein guter Begleiter sein.

Zusammenfassung

- In der Perimenopause ist unser Hormonsystem besonders fragil. Gerade Progesteron, aber auch Östrogen und Testosteron kommen ins Trudeln, wenn wir uns zu viel zumuten.
- Blaues Licht aus Handy, Tablet oder TV, ständige Erreichbarkeit, schlechte Nachrichten über Krieg oder Rezession, Geldsorgen, Doppelbelastung durch Familie und Job – wir leben heutzutage gegen unsere Natur und wir Frauen spüren das besonders.
- Männer regulieren ihren Körper anders. Eisbaden, intensiver Sport und intermittierendes Fasten helfen Männern dabei,

Stress abzubauen. Frauen brauchen evolutionär Verbindung, gute Freunde, Stille oder sanfte Bewegung, um abzuschalten.

- Blutzucker stabil halten, auf Kaffee verzichten, abends das Handy weglegen, jeden Tag frühstücken und so oft wie möglich raus in die Natur gehen, können das Stresslevel merklich senken.
- Pflanzliche Unterstützung gegen zu hohe Cortisolspiegel liefern Aswaghanda, Rosenwurz, Phosphatidylserin, CBD-Öl, Taurin, Glycin und L-Theanin.
- Wenn unsere Stressorgane nicht mehr können und kaum mehr Hormone wie Cortisol bilden, nennt man das eine »Nebennierenschwäche«. Die Krankheit zeigt sich in einer kompletten Erschöpfung und geht auch oft mit Zittern, Unterzuckerung, Verwirrtheit und Gewichtszunahme am Rumpf einher. Nur rigorose Disziplin hilft hier: jede Nacht acht bis zehn Stunden schlafen, keinen Kaffee trinken, Blutzucker stabil halten, Mikronährstoffe auffüllen, keine unnötigen Belastungen.
- Neben dem Auffüllen der fehlenden Mikronährstoffe hat sich ein Kälbernebennierenextrakt als erfolgreiches Mittel der Wahl erwiesen.

Kapitel 12

Bioidentische Hormonersatztherapie – ja oder nein?

Gerade als ich dabei war, dieses Buch zu schreiben, gab es eine großartige Nachricht aus den USA: Die FDA, die amerikanische Arzneimittelbehörde, hat nach mehr als 20 Jahren eine neue Einschätzung für den Einsatz einer Hormonersatztherapie (HET) bei Frauen in der Perimenopause, in den Wechseljahren und in der Zeit danach vorgenommen. Das Ergebnis: Die Therapie reduziert nicht nur die Gesamtsterblichkeit, sondern senkt das Risiko für Herz-Kreislauf-Erkrankungen, Knochenbrüche, Alzheimer und die Abnahme der geistigen Leistungsfähigkeit. Und: Sie erhöht *nicht* das Risiko, an Brustkrebs zu erkranken! Zudem zählt die FDA die Hormonersatztherapie ganz offiziell zu den Medikamenten, die die Gesundheit von Frauen nachhaltig verbessern können.

Eine Studie der »Women's Health Initiative« (WHI) im Jahr 2002, die später wegen grober Fehler zurückgezogen wurde, hatte den Anschein erweckt, dass der Einsatz von Progesteron und Östrogen ein erhöhtes Risiko für Brustkrebs und für Herz-Kreislauf-Ereignisse mit sich brächte.[8] Die Medien waren damals voll mit dieser Schreckensnachricht und weltweit brachen die Verschreibungen ein. Ein Präparat wurde sogar vom Markt genommen. Heute nennt der FDA-Chef diese Aussagen »einen der größten Fehler der modernen Medizin«.[9] Die damaligen Autoren entschuldigten sich sogar im Nachhinein für ihre Fehler – wenn auch erst 2016. Und das kommt wirklich nicht oft vor! Trotzdem ist diese eine Studie auch heute noch der Grund, warum viele Gynäkologen ihren Patientinnen keine Hormone verschreiben. Wenn man überlegt, wie viele Millionen Frauen wahrscheinlich deshalb unnötig gelitten und vermeidbare gesundheitliche Folgen davongetragen haben, wird mir ganz anders.

Nicht nur, dass die Probandinnen der Studie in einer Altersklasse waren, in der Brustkrebs auch ohne Hormonersatztherapie überdurchschnittlich oft vorkommt. Es wurden auch synthetische Hormone eingesetzt. Heute weiß man, dass bei bioidentischen Hormonen – ganz im Gegensatz zu synthetischen – praktisch kaum ein Risiko für Nebenwirkungen auftritt. Aber von vorne …

1942 wurde das aus Stutenharn gewonnene Hormonpräparat »Premarin« als Erstes in den USA zugelassen. Heute werden Yamswurzel und Sojabohnen als Basis genommen, um Progesteron- und Estradiol-Medikamente für die Ersatztherapie herzustellen. Ihre chemische Molekülstruktur ist zu 100 Prozent identisch mit den im menschlichen Körper vorkommenden Hormonen. Daher die Begriffe *naturident*, *humanident* oder *körperident* – *ident* bedeutet *gleich*. In unserem Stoffwechsel verhalten sie sich wie Doppelgänger der körpereigenen Hormone und das gilt auch für die Abbauprodukte in unserem Körper. Deshalb machen sie im Gegensatz zu synthetischen Präparaten kaum Probleme. Vom Einsatz der Letztgenannten sollte man wegen der vielfältigen Nebenwirkungen – von Leberveränderungen über hormonabhängige Tumore bis hin zu (genetisch bedingten) Gerinnungsstörungen – eher absehen. Aber Vorsicht: Im Internet wird zum Beispiel oft

Werbung gemacht für homöopathische Estradiolcreme in der Potenz D4 oder Yamswurzelextrakt. Beide haben nicht die Wirkung von bioidentischen Präparaten aus der Apotheke und sind somit nicht für eine Hormonersatztherapie in der Perimenopause geeignet.

Beim Einsatz der Hormonersatztherapie gibt es ein sogenanntes »Window of opprtunity« – das ist ein Zeitfenster, in dem es Sinn macht, mit der Therapie mit bioidentischen Hormonen zu beginnen. Dieses Fenster ist geöffnet bis Ende 50. Danach erreicht man nicht mehr die gleichen guten Ergebnisse. In Frankreich ist eine solche Therapie seit Jahrzehnten gang und gäbe. Und man sieht es den Französinnen an: Sie sind im Durchschnitt eher schlank und haben eine gesunde Libido.

Und warum wissen deutsche Ärzte kaum etwas darüber? Sie lernen im Studium viel über Verhütung und die Pille. Dazu einiges zur klassischen, synthetischen Hormonersatztherapie. Aber nichts zu bioidentischen Hormonen und schon gar nichts zur individuellen Therapie in der Perimenopause. Dazu kommt, dass synthetische Hormone seit Jahrzehnten etabliert sind und von der Pharmaindustrie stark beworben werden. Naturidentische Hormone hingegen sind relativ neu, auch wenn die Datenlage inzwischen sehr gut ist. Was dazu kommt: Zu einer guten Therapie gehört eine optimale, regelmäßige Diagnostik und Überwachung, ausführliche Aufklärung und Zeit für die Patientin. All das sieht unser deutsches Gesundheitssystem nicht vor. Oft sind es Ärztinnen, die selbst diese Hormone nehmen und sich deshalb damit auskennen und das Wissen an ihre Patientinnen weitergeben können. Vielleicht haben Sie das Glück und finden so ein Exemplar!

Anwendung der bioidentischen Hormone

Progesteron: Wie wir inzwischen wissen, rauscht in der Perimenopausenzeit als Erstes der Anteil von Progesteron in den Keller. Daher brauchen wir Perimenopausen-Mädels auch meist (aber nicht immer) als Erstes dieses Gelbkörperhormon. In den Jahren bis etwa Mitte 40 reicht eine bioidentische Progesteron-Creme (die in der Apotheke auf Rezept angemischt wird). Die Stärke wird hier in Prozent angegeben. Ärzte verschreiben gern ein Prozent oder fünf Prozent. Meiner Erfahrung nach muss man unter zehn Prozent gar nicht erst anfangen. Da passiert sonst einfach nichts, es gibt keinerlei (positive) Wirkung. Die Creme wird auf die Unterarme, unter die Brust oder auf die inneren Oberschenkel aufgetragen. Achten Sie unbedingt darauf, dass weder Ihre Kinder, Ihr Mann noch Ihre Haustiere damit in Berührung kommen!

Man startet bei einem 28-Tage-Zyklus an Tag 14, um den natürlichen Hormonverlauf nachzuahmen, und cremt bis einschließlich Tag 28. Dann macht man wieder Pause. Und im besten Fall kommt auch genau dann die Regel. Das ist der erste Tag des Zyklus'. Genauso verfährt man mit Progesteron-Kapseln, die man ab Mitte 40 anstatt der Creme einnimmt. Die Aufnahme über die Haut ist nicht so zuverlässig wie die in oraler Form. Man startet mit 100 mg bioidentischen Progesteronkapseln. Mit Ende 40/Anfang 50 wird der Wert im Blut wahrscheinlich anzeigen, dass man auf 200 mg täglich hochgehen sollte. Besprechen Sie das mit Ihrem Arzt. Da Progesteron eine entspannende und angstlösende Wirkung hat, sollte man sowohl die Kapseln als auch die Creme eher am Abend nutzen. Sind Sie dauergestresst, kann auch eine morgendliche Dosierung Sinn machen. Das entscheidet Ihr Arzt.

Wenn die Zyklen immer unregelmäßiger werden, kein Eisprung mehr stattfindet und Sie die Familienplanung abgeschlossen haben, können Sie das Progesteron auch 24 bis 25 Tage durch einnehmen bzw. eincremen, dann fünf Tage Pause machen und wieder einsteigen.

Es gibt auch die Möglichkeit, spezielle Kapseln vaginal einzuführen. Hier geht aber die beruhigende Wirkung verloren. Durch das enthaltene Öl verbessert sich allerdings ein anderes typisches Perimenopausen-Symptom: Scheidentrockenheit. Und einige Frauen berichten, dass sie eine (seltene) Nebenwirkung von Progesteron so umgehen, und zwar eine starke Müdigkeit am Morgen nach der Einnahme. Meiner Erfahrung nach hat diese allerdings oft etwas mit der Schilddrüse zu tun. Wenn sie unter einer Schilddrüsenunterfunktion (wird meist durch die Autoimmunerkrankung Hashimoto Thyreoiditis ausgelöst) leiden und ihr fT3-Wert nicht im Optimum ist, dann vertragen viele Frauen Progesteron schlechter. Morgendliche Erschöpfung trotz genügend Schlaf ist die am häufigsten genannte Symptomatik. Wenn das bei Ihnen der Fall ist, sollten Sie mit Ihrem Arzt über die Dosierung Ihrer Schilddrüsenhormone reden und eine eventuell vorliegende Umwandlungsstörung ansprechen. Entweder muss die Dosierung der T4-Medikation (z. B. L-Thyroxin, Euthyrox) erhöht werden. Oder, wenn das nicht ausreicht, sollten Sie den Endokrinologen oder Hausarzt um eine zusatzliche T3-Gabe (zum Beispiel Thybon) bitten.

In der Einnahmephase vom (je nach Zykluslänge) 14. bis 28. Zyklustag sollte Progesteron nicht weggelassen oder pausiert werden. Und schon gar nicht, wenn man später zusätzlich Östrogencreme oder ein Östrogengel benutzt. Denn Progesteron schützt Ihre Gebärmutterschleimhaut, wenn Sie noch eine haben und diese nicht operativ entfernt wurde. Es verhindert, dass Schleimhautzellen wachsen und zu Krebs entarten *können*. Keine Angst, das bedeutet nicht, dass eine Hormonersatztherapie das Krebsrisiko erhöht – wir sprachen ja schon darüber. Aber sicher ist sicher, und weil manche Gynäkologen auch heute noch Östrogen ohne Progesteron verschreiben, möchte ich Sie sensibilisieren, damit Sie Bescheid wissen! Denn so sind Sie definitiv auf der sicheren Seite.

Wichtig für Sie ist, auch zu wissen: Man sollte bei Progesteron-Kapseln unbedingt darauf achten, dass kein Titandioxid enthalten ist. Der Stoff, der die Kapseln so schön weiß färbt und sie vor Licht schützt, ist in Lebensmitteln seit 2022 EU-weit verboten. In Zahnpasta, Sonnencremes, Wandfarbe, Kunststoffen sowie vor allem in dekorativer Kosmetik und Medikamenten ist er allerdings noch erlaubt. Und das, obwohl das Bundesinstitut für Risikobewertung (BfR) 2021 zu dem Schluss kam, dass Titandioxid-Partikel in den Zellkern eindringen und dort DNA- und Chromosomen-Schäden verursachen können.[10] Daraus kann Krebs entstehen. Und je kleiner die Partikel, desto größer das Risiko. Bei einer Studie an Mäusen 2017 in Zürich verstärkte Titandioxid eine bestehende Darmentzündung.[11] Auch das kann langfristig eine Krebserkrankung auslösen. Deshalb rate ich meinen Klientinnen immer, sich anstatt eines Rezeptes für ein bestimmtes Präparat wie Progestan oder Utrogest, die Titandioxid (auch als E171 bezeichnet) enthalten, lieber ein Rezept für bioidentische Progesteron-Kapseln geben zu lassen. Dazu die Dosierung (100 oder 200 mg) plus die Menge. Die Klösterl-Apotheke in München oder die Receptura Apotheke in Frankfurt am Main mischen die Kapseln mit farblosen Zellulosehüllen an. So hat man die gleiche Wirkung ohne die schädliche Nebenwirkung.

Östrogen: Wenn die bekannten Östrogenmangelsymptome – Hitzewallungen, Schlafstörungen, Herzrasen, Libidoverlust und Stimmungsschwankungen – auftauchen, ist klar: Jetzt zieht ein weiteres Präparat in Ihr Badezimmer ein. Wichtig ist: Östrogen nimmt man niemals in Tablettenform ein! Denn die Verstoffwechslung über die Leber erhöht das Thromboserisiko. Außerdem sorgen eine Östrogencreme oder Östrogen in Gelform oder ein Östrogenpflaster für eine gleichmäßigere Abgabe durch ein Depot in der Hornschicht der Haut, was zu einer balancierteren Hormonkonzentration im Blut führt.

In der Perimenopause und bei einem nachgewiesenen Östrogenmangel verschreiben Ärzte meist ein naturidentisches, transdermales Gel (zum Beispiel Gynokadin) mit dem Wirkstoff *17-ß-Östradiol*, das großflächig auf der Innenseite der Unterarme oder der Oberschenkel verteilt wird. Auch hier gilt: Andere Mitbewohner sollen damit keinesfalls in Berührung kommen! Und bitte denken Sie auch daran, das Gel erst nach dem Duschen und mit genügend Abstand zum Anziehen aufzutragen. Manche Frauen wechseln im Laufe der Zeit zu einem Estradiolpflaster, das auf den unteren Bauch geklebt und zweimal pro Woche gewechselt wird. Der Vorteil: eine gleichmäßige Wirkstoffabgabe. Der Nachteil: Man kann mit der Dosierung nicht mehr »spielen«.

Mit der Östrogengabe startet man an Tag 5 des Zyklus' und stoppt an Tag 25. Auch hier gehen wir wieder von einem 28-Tage-Zyklus aus. Ist Ihr Zyklus länger oder kürzer, müssen Sie entsprechend umrechnen. Nach wenigen Tagen spürt man meist eine Verbesserung der Symptome. Die Dosierung bespricht der Arzt mit Ihnen (meist 1–3 Hübe); gerade zu Beginn muss diese noch angepasst werden. Da in der frühen Perimenopause der Hormonstatus extrem schwankend ist, weil es manchmal einen Eisprung gibt und manchmal nicht, muss auch hier darauf geachtet werden, dass man die Medikation dementsprechend einsetzt. Im Allgemeinen kann man sagen, dass Symptome wie Brustspannen, zu lange Zyklen und Wassereinlagerungen ein Zeichen für eine Überdosierung sind. Tritt das bei Ihnen auf, muss die Menge reduziert werden. Nach zwei bis drei Monaten sollte der Status im Blut gecheckt werden.

Wenn Sie ein gutes Körpergefühl haben und der Frauenarzt Ihnen freie Hand lässt, können Sie auch ganz gezielt auf Symptome wie Hitzewallungen oder schwankende Stimmung mit dem Einsatz von Östrogen reagieren. Das nennt sich dann »individualisierte Therapie«. Das mache ich auch und komme bestens damit klar. Aber jede Frau ist anders, und wenn Sie sich mit der genauen Vorgabe des Mediziners Ihres Vertrauens wohler fühlen, ist das für Sie der beste Therapieansatz.

Neben Estradiol gibt es auch noch das sehr viel schwächere *Estriol*, ein anderes körpereigenes Östrogen. Auch das gibt es für den Einsatz in der Perimenopause als Creme oder Zäpfchen. Letztere werden vor allem bei Scheidentrockenheit, Schmerzen beim Sex und einer erhöhten Anfälligkeit für Harnwegsinfektionen eingesetzt.

Wie lange soll man die Hormonersatztherapie anwenden?

Es gibt keine zeitliche Begrenzung für den Einsatz von Östrogen- beziehungsweise Progesteron-Präparaten. Die Daten der »Women's Health Initiative« deuten darauf hin, dass die Anwendung über fünf Jahre hinaus sicher ist, wenn die Therapie vor dem 60. Lebensjahr begonnen wird.[12]

Und bedenken Sie: Je früher man mit der Hormonersatztherapie anfängt, desto eher können unschöne Folgen eines Hormonmangels wie Herz-Kreislauf-Erkrankungen, Demenz, Krebs, Autoimmunerkrankungen, Typ-2-Diabetes, Osteoporose und viele mehr verhindert werden.

Kostenübernahme

Bioidentische Präparate zur Hormonersatztherapie sind verschreibungspflichtig; die Kosten werden in der Regel auch von gesetzlichen Krankenkassen übernommen, solange man die standardisierten Präparate aus der Apotheke kauft. Bei individuell angemischten Dosierungen kann es bei der Übernahme der Kosten Probleme geben. Private Krankenversicherungen bezahlen die bioidentische Hormonersatztherapie meist in allen Formen und Dosierungen.

Hormonersatztherapie (HET) – die Wunderpille?

Auch wenn ich ein großer Fan von bioidentischen Hormonen in der Perimenopause bin, ist die Hormonersatztherapie (HET) kein Selbstläufer. Und für einige Frauen – auch das muss man sagen – funktioniert sie überhaupt nicht und sie fühlen sich ohne schlussendlich wohler. Nach der medizinischen Theorie im Text weiter oben bekommen Sie hier ein paar Einblicke ins reale Leben:

- Es kann dauern. Ich habe bei der Einstellung der Östrogentherapie monatelang gebraucht, bis ich das perfekte Präparat und die für mich optimale Dosis gefunden habe. In dieser Zeit bin ich von Über- in Unterdosierung gerutscht und war sehr oft sehr deprimiert.
- Manche Frauen warten sehr lange, bis sie eine Besserung ihrer Symptome bemerken. Das liegt daran, dass die Hormonspeicher erst wieder aufgefüllt werden müssen. Normalerweise dauert es nur ein paar Tage, aber ab und zu kann es auch bis zu drei Wochen dauern.
- Der Weg zur beschwerdefreien Perimenopause verläuft meist nicht gerade. Da noch mehr Faktoren als nur die HET mit reinspielen, weiß man oft nicht, was jetzt genau die Symptome ausgelöst hat.
- Hören Sie nicht auf Ihre Nachbarin oder die beste Freundin. Was bei der einen klappt, funktioniert bei der anderen überhaupt nicht! Sie selbst sind Ihr Maßstab – und sonst niemand!
- Sie brauchen den richtigen Arzt oder die richtige Ärztin! Jemand, der Ihnen wirklich zuhört und Ihnen glaubt! Blutwerte sind wichtig, aber das, was Sie fühlen, ist noch viel wichtiger.
- Sie müssen sich weder dafür entschuldigen noch rechtfertigen, dass Sie Medikamente nutzen, »ohne krank zu sein«, damit es Ihnen besser geht. Sie haben alles Recht der Welt, für sich selbst das Beste zu tun, um Ihre Lebensqualität zurückzubekommen.
- Lassen Sie sich nicht einreden, dass Sie nur faul oder wehleidig seien. Sie sind in einer Phase der hormonellen Umstellung – und diese macht echte, spürbare Beschwerden.

Wichtig: Frauen, die in der Vergangenheit eine Thrombose, eine Lungenembolie, eine Gallenblasen- oder Lebererkrankung, einen östrogensensiblen Eierstock-, Brust- oder Gebärmutterkrebs hatten, sollten wegen einer Hormonersatztherapie definitiv das Gespräch mit einem erfahrenen Arzt suchen und gegebenenfalls auf die HET verzichten. Manche Experten hingegen sagen, dass zum Beispiel ein vaginaler Einsatz von Estradiol keinen Einfluss auf hormonbedingte Tumore und auch auf Schlaganfallbetroffene hat. Sollte die Entscheidung doch für eine Hormonersatztherapie getroffen worden sein, muss auf eine engmaschige Kontrolle geachtet werden.

Was mache ich, wenn der Arzt mir die Pille verschreiben möchte?

Klassische Situation: Sie kommen zum Frauenarzt und klagen ihm Ihr Leid. Sie sind immer müde, nicht mehr belastungsfähig, selbst bei Hundefutterwerbung brechen Sie in Tränen aus. Allein schon die Kaugeräusche Ihres Ehemannes nerven Sie. Und die Hose sitzt am Bauch inzwischen ganz schön eng. Darauf seine Antwort: »Kein Problem! Hier ist ein Rezept für die Pille!« Dabei haben Sie gar nicht nach einem Verhütungsmittel gefragt.

Problem Nummer 1: »Sie haben ja noch Ihre Tage!« Das ist die Ausrede vieler Ärzte dafür, warum Ihre Hormone definitiv nicht schuld an den Symptomen sein können.

Problem Nummer 2: Eigentlich müsste der Arzt jetzt ein Blutbild machen und sich Östradiol, Progesteron, FSH, LH, SHBG usw. anschauen. Aber: Die gesetzlichen Krankenkassen zahlen das nur »in einem medizinischen Notfall«. Zum Beispiel bei Fruchtbarkeitsstörungen, also unerfülltem Kinderwunsch, oder bei starken Wechseljahresbeschwerden. Wenn Sie unbedingt wissen möchten, ob nicht doch ein Progesteronmangel schuld an Ihren Problemen ist, müssten Sie die Bestimmung der Werte selbst zahlen. Wenn der Arzt nicht überzeugt davon ist, dass das notwendig ist, kann es schwer werden, den Doc davon zu überzeugen, dass er die Werte bestimmen soll – selbst wenn Sie selbst die Kosten übernehmen. Was die Krankenkasse ab 35 bezahlt: Blutzucker und Cholesterin. Aber das hilft Ihnen jetzt tatsächlich nicht wirklich weiter.

Problem Nummer 3: Die Pille zahlen alle Krankenkassen. So ist das Problem für den Arzt gelöst und Sie sind schnell wieder raus aus dem Behandlungszimmer.

Problem Nummer 4: Leider löst die Pille keines *Ihrer* Probleme! Ganz im Gegenteil. Sie veräppelt Ihren Körper und vor allem Ihre Hypophyse, indem sie ihr vorgaukelt, Sie wären schwanger. Es muss also keine Eizelle mehr heranwachsen, deshalb wird die Produktion von FSH und LH eingestellt. Der Eisprung bleibt aus. Eierstöcke und Gehirn kappen ihre Kommunikation. Körpereigenes Progesteron (von dem Sie sowieso schon zu wenig haben) wird so gar nicht mehr gebildet, und damit fehlen all die schönen, angstlösenden, entspannenden, schlaffördernden, uns stressresilient machenden Wirkungen. Das synthetische Hormon aus der Pille kann das alles nämlich nicht. Zudem verlieren viele Frauen unter der Verhütungsmedikation auch ihre Libido. Großartig, oder? Noch weniger Lust auf Sex. Da wird sich der Mann oder Freund aber freuen! Außerdem nimmt man gern ein paar Kilo zu – und das ist ja auch eines der Perimenopausenprobleme. Die Schilddrüse wird in ihrer Aktivität gehemmt, was wiederum zu noch mehr Gewicht führt. Zudem leidet der Darm, die Mikronährstoffversorgung im

Körper wird noch knapper. Und: Man riecht komisch. In die eine wie in die andere Richtung. Der eigene Körpergeruch verändert sich und die Nase nimmt fremde Gerüche auch anders wahr. Mal ganz abgesehen von den bekannten Nebenwirkungen der Pille wie erhöhtes Risiko für Thrombosen, Bluthochdruck, erhöhte Leberwerte, Wassereinlagerungen, Stimmungsschwankungen, Depressionen, Angst- und Panikattacken, Kopfschmerzen, Schmierblutungen und vielem mehr. Nach dem Absetzen der Pille dauert es Monate, bis alles wieder im Lot ist.

Sie merken also, die Pille ist keine gute Idee – und schon gar nicht die Lösung *Ihrer* aktuellen Probleme. Und an einem Bluttest kommen Sie nicht vorbei, wenn Sie die wahren Ursachen für Ihren körperlichen und seelischen Ausnahmezustand herausfinden wollen. Deshalb: lieber den Arzt wechseln, wenn der Ihnen lediglich die Pille verschreiben will!

Zusammenfassung

- Die amerikanische Arzneimittelbehörde FDA hat 2025 Entwarnung gegeben: Die bioidentische Hormonersatztherapie verstärkt nicht das Risiko, an Brustkrebs zu erkranken. Ganz im Gegenteil: Je früher man damit beginnt, desto eher können unschöne Folgen eines Hormonmangels wie Herz-Kreislauf-Erkrankungen, Demenz, Krebs, Autoimmunerkrankungen, Typ-2-Diabetes und Osteoporose verhindert werden.
- Bioidentisches Progesteron wird zuerst in Cremeform und ab Mitte/Ende 40 in Kapselform eingesetzt und vom 14. bis 28. Zyklustag aufgetragen bzw. eingenommen. Bei Progesteronkapseln ist oft krebserregendes Titandioxid enthalten. Es gibt Apotheken, die die Kapseln ohne diesen schädlichen Stoff anmischen.
- Östrogen sollte nur als Gel oder Pflaster eingesetzt werden, nicht in Kapselform. Man beginnt am 5. Tag des Zyklus' und endet am 25. Tag mit dem Einsatz von Östrogen.
- Hormonersatztherapie-Präparate sind verschreibungspflichtig.
- Die Pille ist keine Lösung für Ihre Perimenopausen-Probleme. Sie ist nur ein Mittel Ihres Frauenarztes, um ein Blutbild herumzukommen, das Ihre gesetzliche Krankenkasse nicht bezahlt.

Kapitel 13

Ernährung – hormonfreundlich essen ist nicht nur gut für die Figur

Seitdem ich in der Perimenopause bin, muss ich anders essen. Mehr Proteine, mehr Ballaststoffe, keinen Zucker, mehr bio und mehr Nährstoffe. Einfach cleaner.

Das fühlt sich heute extrem gut an, war aber für mich eine große Umstellung! Natürlich habe ich meine Ernährungsweise früher an meinem Gewicht gemerkt, aber auch an meiner Verdauung, meinem Blutzuckerspiegel, meinem Schlaf und wie ich mich am Morgen nach dem Aufstehen und nach den Mahlzeiten gefühlt habe. Damit Sie im wilden Ernährungsdschungel ein paar Leitplanken haben, kommen in diesem Kapitel ein paar nicht zu strenge Ratschläge, die Ihnen helfen können, sich schnell wohler zu fühlen, ohne allzu großen Verzicht.

Eiweiß

Die Standardvorgabe der Deutschen Gesellschaft für Ernährung in Bezug auf die Proteinaufnahme beträgt 0,8 Gramm pro Kilogramm Körpergewicht täglich.[13] Das war schon immer zu wenig, aber in der Perimenopause reicht diese Menge erst recht nicht mehr aus. Denn: Wir bauen Muskeln ab, stetig und immer schneller, je älter wir werden. Östrogenmangel verstärkt den Muskelabbau und verschlechtert die Proteinsynthese. Das nennt sich »anabole Resistenz«. Die Muskeln können das aufgenommene Eiweiß weniger gut und effizient verwerten. (Im Kapitel »Muskelaufbau« ab S. 180 finden Sie noch mehr zu diesem Thema.) Unsere Knochen bauen sich auch ab, wir nehmen leichter zu: In der Perimenopause verringert sich unser Kalorienbedarf um etwa 250 kcal pro Tag. Das führt im Schnitt zu einer jährlichen Gewichtszunahme von rund zwei Kilogramm – wenn wir weder die Ernährung noch den Muskelaufbau anpassen. Auch unsere Hormonproduktion (Schilddrüse, Schlaf, Wohlbefinden/Glück, Motivation, Beruhigung) braucht Eiweiß, genau wie das Immunsystem, die Haut, Haare, Fingernägel, unsere Organe und die Gehirnfunktion. Brain Fog (Gehirnnebel), ein typisches Perimenopausen-Symptom, kann mit genügend Eiweiß aus der Nahrung oft verbessert werden. Und noch ein netter Nebeneffekt: Eiweiß hält länger satt. Wir essen automatisch weniger als nach dem Teller Pasta oder dem in Deutschland so sehr beliebten Abend*brot*.

Studien sprechen heutzutage von einer empfohlenen täglichen Menge Protein von 1,4 bis 2,4 Gramm pro Kilogramm Körpergewicht – je nach körperlicher Belastung und Bewegung.[14] Das wären bei einer 70 Kilogramm schweren Frau also 98 bis 168 Gramm reines Eiweiß. Zur besseren Einschätzung: Ein Hühnerei hat im Schnitt 7 Gramm Eiweiß, 100 Gramm Putenfleisch haben circa 29 Gramm Eiweiß.

Es gibt kostenlose Apps, mit deren Hilfe man seine tägliche Ernährung tracken und so sehen kann, wie viel Eiweiß man wirklich zu sich nimmt. Als ich das zum ersten Mal gemacht habe, war ich geschockt, wie wenig Protein ich esse. Trotz vier Eiern jeden Morgen zum Frühstück und Fleisch, Fisch, Nüssen und

Samen im Laufe des Tages. Pflanzliches Eiweiß wird weniger gut aufgenommen als tierisches. Deshalb ist die heute ideologisch viel gepriesene vegane oder vegetarische Ernährung leider für uns Menschen nicht *artgerecht*. Wir sind Mischköstler: Das bedeutet, dass ein Speiseplan, der sowohl Pflanzliches als auch Tierisches enthält, die beste Kombination für einen gesunden Körper ist. Fleisch und Co. enthalten meist eine große Vielfalt an Aminosäuren, die wir Menschen zum Überleben brauchen. Pflanzliche Proteine sind unvollständiger. Das bedeutet, sie enthalten seltener das volle Spektrum an Aminosäuren, und diese auch meist in geringeren Mengen als die tierische Variante. Aber: Pflanzliche Quellen wirken entzündungshemmend. Und verarbeitete Fleisch- und Fischprodukte (wie Wurst und Fischkonserven) verstärken Entzündungen. Eine ausgewogene, cleane Ernährung aus Eiern, Fleisch, Fisch (immer auf Wildfang achten, sonst können die Produkte zu sehr mit Antibiotika und Resten von genmanipuliertem Futter belastet sein), viel Gemüse, ein bisschen Obst (Achtung, Blutzucker! Blutzuckerfreundliche Sorten sind u. a. alle Beeren, Sauerkirschen, Grapefruits, Kiwi, Zitrusfrüchte, Aprikosen), Samen, Nüssen, Hülsenfrüchten und (glutenfreiem) Getreide ist also die natürlichste und gesündeste Alternative, auch um den täglichen (Eiweiß-)Bedarf zu decken.

Jetzt werden Sie sicher fragen: Und was ist mit Milchprodukten? Meine ehrliche Antwort: Ich bin kein Fan davon, gerade wenn sie aus konventioneller Haltung stammen. Und dabei geht es mir nicht nur um das Tierwohl. Milch ist heutzutage ein hochverarbeitetes Produkt. Durch die Pasteurisierung und Homogenisierung werden Laktose (Milchzucker) und Casein (Milcheiweiß) so verändert, dass der Körper sie nicht mehr erkennt und Probleme hat, beides zu verarbeiten. Der Milchzucker kann Entzündungen fördern. Die Casein-Proteine (A1) können nicht vollständig abgebaut werden, was zu Immunreaktionen führen kann, sowohl im Darm als auch an anderen Stellen im Körper. Milchprodukte triggern einen *leaky gut*, eine löchrige Darmschleimhaut. Und das führt zu Allergien, Gewichtszunahme, Verdauungsproblemen, Müdigkeit, Hautproblemen (Akne, Ekzeme), Autoimmunerkrankungen (Hashimoto, Rheuma …), Migräne, Brain Fog und vielem mehr. Zudem reagieren viele Menschen mit einem Insulinanstieg, der sie in folgenden Teufelskreis führt: Insulinausschüttung – Stresshormonausschüttung – Hunger. Auch hier ist die Folge Gewichtszunahme, aber auch Schlafstörungen und Stimmungsschwankungen können möglich sein. Ich sehe es immer wieder bei meinen Klientinnen: Ohne Käse, Quark und Co. fühlen sich die meisten besser, die Gewichtsabnahme fällt leichter und der Blutzucker bleibt stabiler. Alternativ können Sie Ziegen- oder Schafmilchprodukte essen, idealerweise aus Rohmilch (Schwangere, Kleinkinder und immungeschwächte Personen sollten hier vorsichtig sein) und Bioaufzucht. Damit geht es auch Ihren Hormonen besser – gerade jetzt in der Perimenopause.

Ballaststoffe

75 Prozent der Frauen in unserem Alter schaffen es nicht, täglich die empfohlene Menge von 30 Gramm Ballaststoffen zu essen! Dabei sind gerade in der Perimenopause die gesunden Quellstoffe aus der Natur so wichtig! Denn sie stabilisieren nicht nur unseren Blutzuckerspiegel, sorgen also dafür, dass Zucker langsamer im Blut aufgenommen wird, sondern sie sind auch wichtig für einen gesunden Östrogenstoffwechsel. Ballaststoffe ernähren die Darm-

bakterien, die Östrogene sozusagen »wiederbeleben« können. Ist der Östrogenspiegel mal zu niedrig (wie zum Ende der Perimenopause üblich), dann recyceln sie einfach, was sie an inaktiven Östrogenen im Darm finden können, reaktivieren diese und schicken sie zurück in den Blutkreislauf. Bei einer Östrogendominanz sorgen Ballaststoffe dafür, dass die Hormone schnellstmöglich entgiftet, also über den Darm hinaustransportiert werden. Und apropos Stuhlgang: Wie wir alle wissen, verbessern Leinsamen und Co. auch die Verdauung, die während der Perimenopause gern mal streikt. Zudem verlängern sie das Sättigungsgefühl, wir haben also weniger Heißhunger und können unser Gewicht besser halten.

Und wo finden wir diese fabelhaften Ballaststoffe? In Hülsenfrüchten, Gemüse, Nüssen, Samen, Vollkornprodukten – und in Lein- und Flohsamenschalen. Wenn Sie den Verzehr nicht gewohnt sind, beginnen Sie lieber mit kleinen Mengen davon. Und trinken Sie viel dazu, sonst droht Verstopfung.

Kohlenhydrate

Keine Sorge! Sie werden von mir keine Empfehlung für *low* oder *no carb* hören oder lesen! Ganz im Gegenteil. Unser Körper braucht Kohlenhydrate. Die Frage ist nur: In welcher Form, in welcher Menge und zu welcher Tageszeit sollten wir sie in der Perimenopause zu uns nehmen?

Unser Gehirn verbraucht jeden Tag circa 140 Gramm Kohlenhydrate, genauer gesagt Glukose. Fehlt diese, zum Beispiel durch eine Keto-Ernährung, wird es den meisten Frauen schwindelig. Und dieser Schwindel verschwindet oft auch nicht, wenn man an dieser Diät festhält. Zudem braucht unsere Schilddrüse Kohlenhydrate: zum einen, um Schilddrüsenhormone überhaupt bilden zu können, zum anderen, um das stoffwechselinaktive Speicherhormon T4 in das stoffwechselaktive T3 umzuwandeln. Also, um abzunehmen, aber auch um Ihren ganzen Körper, die Temperatur, die Verdauung, den Muskelaufbau, das Haarwachstum und vieles mehr am Laufen zu halten: Essen Sie Kohlenhydrate, aber die richtigen!

Die richtigen sind weder Süßigkeiten noch weißer Reis, Säfte oder Hartweizengrießnudeln, sondern komplexe Kohlenhydrate – langkettige Zuckermoleküle, die der Körper langsamer aufnimmt und durch die der Blutzuckerspiegel stabiler bleibt: Quinoa, Gemüse, Nüsse, Hülsenfrüchte, Kerne, Samen, Vollkornreis und so weiter.

Und noch ein Tipp: Essen Sie den Großteil der Kohlenhydrate bis zum Mittag. Denn die Insulinsensitivität unserer Zellen nimmt im Lauf des Tages ab. Mehr dazu finden Sie im Kapitel »Insulin« ab Seite 84.

Fett

Um das Thema »Fette und Öle« gibt es schon lange großen Streit. In den 1960er-Jahren wurden plötzlich tierische Fette in Amerika verteufelt. Dadurch stieg der Konsum von sogenannten Transfetten (gehärtete Pflanzenfette wie zum Beispiel Margarine), der zu einem erhöhten Risiko für Herz-Kreislauf-Erkrankungen führt.[15] Auch wenn der Konsum besagter pflanzlicher Fette mittlerweile gesunken ist, wird weiter daran festgehalten, dass Samenöle im Allgemeinen gesünder seien als das, was wir Menschen seit Jahrtausenden zu uns genommen haben. Lassen Sie uns das ein bisschen aufdröseln.

Früher wurde alles vom Tier verwertet, wenn geschlachtet wurde, also auch das Fett. Dieses wurde zum Kochen, als Hautpflege und für andere Dinge im Haushalt benutzt. Erst später kamen Öle aus Sonnenblumenkernen, Raps, Soja, Mais und vielem mehr dazu. Diese werden heutzutage durch industrielle Verarbeitung hergestellt und dabei mit Lösungsmitteln wie Hexan versetzt (was später wieder entzogen wird) und erhitzt, um die Haltbarkeit zu erhöhen. Diese Produkte sind stark Omega-6-haltig und wirken entzündungsfördernd im Körper. Zudem werden sie oft in hochverarbeiteten Produkten wie Chips, Backwaren, Fertiggerichten und Frittiertem benutzt (sogenannte Transfette). Natives Olivenöl oder unraffiniertes, kaltgepresstes Kokosfett hingegen müssen nicht behandelt werden, um haltbar zu sein. Leinöl ist meist schon ranzig, wenn es bei Ihnen zu Hause ankommt – weil es beim Transport nicht gekühlt wird. Daher ist Leinöl nur zu empfehlen, wenn Sie selbst eine Ölmühle in der Küche haben, es frisch herstellen und sofort kühlen können.

Ganzheitliche Ernährungsexperten empfehlen daher als gesunde Fette eine Mischung aus Butter, noch besser Ghee (geklärte Butter ohne Milcheiweißbestandteile, perfekt zum Anbraten), Schmalz (am besten nicht vom Schwein), nativem Olivenöl (für den Salat) und unbehandeltem Kokosfett (auch gut zum Braten, wenn man den Geschmack mag). Alles aus Biohaltung beziehungsweise Bioanbau. Ganz egal, von welchem Fett Sie zu viel essen, schlussendlich machen alle bei einem Zuviel krank und dick. Aber im normalen Rahmen – das bedeutet ungefähr 60–80 Gramm pro Tag – versorgen Sie mit Fett Ihren Körper mit den lebensnotwendigen Fettsäuren, verhindern Entzündungen, unterstützen die

Hormonproduktion, den Transport von fettlöslichen Vitaminen (A, D, E, K), den Bau der Lipidhüllen Ihrer Zellen und sorgen für die Lieferung von schneller Energie.

Bio/Demeter

Ich hatte es schon bei den Milchprodukten erwähnt: Es ist nicht nur für die Tiere und unsere Umwelt besser, auf Bioanbau zu achten. Die Anzahl der erlaubten Pestizide ist bei dieser Art von Landwirtschaft wesentlich geringer. Die Tiere haben mehr Platz, dürfen nicht oder nur beschränkt mit Antibiotika behandelt werden. Und das schlägt sich dann auch in der Qualität unserer Lebensmittel nieder. Dabei sind die mit den besten Standards die Produkte mit Demeter-, Bioland- und Naturland-Siegel. Das EU-Bio-Siegel schneidet hierbei am schlechtesten ab – aber immer noch besser als konventionell hergestellte Lebensmittel. Mittlerweile haben selbst Discounter Produkte aus nachhaltiger Landwirtschaft, weil die Nachfrage da ist und die Menschen verstanden haben, dass belastete Nahrung uns und unsere Kinder langfristig krank macht.

Über 300 Zusatzstoffe können bei der Herstellung konventioneller Produkte zum Einsatz kommen. Darunter künstliche Farbstoffe, Geschmacksverstärker, Zuckeraustauschstoffe und synthetische Konservierungsmittel. Bei biologischem Anbau ist das wesentlich weniger, hier dürfen es nur höchstens 56 sein. Zusätzlich darf keine Gentechnik zum Einsatz kommen. Biobauern dürfen zudem auf ihren Feldern keine chemisch-synthetischen Pestizide und auch keine Schwermetalle wie Cadmium in Phosphatdüngern ausbringen. Die möglichen Folgen dieser ungesunden Stoffe können Zellschäden, Allergien, Autoimmunerkrankungen, Unfruchtbarkeit, Krebserkrankungen und vieles mehr sein. Da unsere Entgiftungsfähigkeit mit dem Alter immer mehr nachlässt, ist es gut, spätestens in der Perimenopause auf Lebensmittel aus Biolandwirtschaft umzusatteln, um ernsthafte Erkrankungen und zusätzliche Symptome zu verhindern.

Zusammenfassung

- Mit der richtigen Ernährung lässt sich in der Perimenopause das Wohlbefinden steigern sowie das Gewicht und das Risiko für Folgeerkrankungen reduzieren.
- Dabei geht es nicht (nur) um die Kalorien, sondern vor allem um die optimale Zusammensetzung aus Proteinen, komplexen Kohlenhydraten, den richtigen Fetten, der optimalen Menge an Ballaststoffen und der Herkunft der Lebensmittel.
- Ballaststoffe sind nicht nur wichtig für die Verdauung, sondern auch für einen stabilen Blutzucker und den Abbau sowie das Recycling von Östrogenen.
- Durch den Verzehr von Biolebensmitteln kann eine zusätzliche Belastung von Pestiziden und Schwermetallen vermieden werden.
- Beim Bioanbau unterscheidet man zwischen unterschiedlichen Siegeln: Demeter, Bioland und Naturland haben die höchsten Standards. Das EU-Bio-Siegel hat den Mindeststandard.

Kapitel 14

Mikronährstoffe – weil sie uns allen (in der Perimenopause) fehlen

Ich kenne alle Sprüche zur Einnahme von Mikronährstoffen: »Die machen nur teures Pipi! Wir bekommen alles aus der Nahrung, wenn wir uns gesund ernähren!« »Das ist rausgeschmissenes Geld!« »Damit schadet man sich nur!« Und dann spreche ich mit meinen Klienten, die nach der Einnahme von Vitamin D3 (zur optimalen Aufnahme immer zusammen mit Vitamin K2 und Magnesium) plötzlich keine Erkältung mehr bekommen. Oder die dank Magnesium endlich wieder richtig gut schlafen können. Und dann denke ich an den Spruch eines Freundes, der immer sagt: »Niemand würde ein Auto mit Benzin volltanken, aber ohne Öl im Motor losfahren.« Und genauso geht's unserem Körper: Wenn wir ihm nur die Makronährstoffe – Proteine, Fette und Kohlenhydrate – liefern, kann er nicht funktionieren. Denn in unseren Lebensmitteln sind eben leider kaum noch Mikronährstoffe wie Vitamine, Mineralien und Spurenelemente vorhanden. Das liegt an langen Transportwegen, daran, dass die Gemüse und das Obst im unreifen Zustand geerntet wird, dass Lebensmittel außerhalb der regionalen Saison von weit her eingeflogen werden wie beispielsweise Erdbeeren und Spargel zu Weihnachten, an starker Verarbeitung und vielen anderen Gründen.

Und je älter wir werden, desto größer ist das Problem für unseren Körper, Mikronährstoffe aus dem Speisebrei herauszufiltern und aufzunehmen. Deshalb sollten wir in der Perimenopause dringend und allerspätestens jetzt auf die optimale Versorgung achten. Hier sind die Top-Nahrungsergänzungsmittel, deren Einsatz Sie in Betracht ziehen sollten.

Jod

Deutschland ist Jodmangelgebiet. Deshalb sollten Sie spätestens jetzt Ihren Jodstatus im Morgenurin bestimmen lassen. Liegt Ihr persönlicher Wert nicht im oberen Drittel des Referenzbereichs, sollten Sie dringend Jod supplementieren. Frauen in Japan haben weniger (Peri-)Menopausensymptome als wir, unter anderem, weil sie Algen, Fisch, Schalentiere und Co. so gut wie jeden Tag zu sich nehmen – und deshalb keinen Jodmangel kennen.

Kaliumjodid oder Jod aus Biokelp sind als Ergänzung die beste Wahl. (Bitte auf die Herkunft achten! Kelp aus dem Meer vor Fukushima ist suboptimal.) 200–250 mcg sind für eine erwachsene Frau genug. Bezugsadressen zu Nahrungsergänzungsmitteln finden Sie im hinteren Teil des Buches. Jod findet sich auch in Algen, Meeresfischen, Muscheln, Austern, Eiern. Sollten Sie Hashimoto-Patient sein, achten Sie darauf, keine erhöhten Antikörper zu haben (TPO/MAK, Tg-Antikörper/TAK), denn Jod kann eine bestehende Entzündung in der Schilddrüse verstärken. Jod funktioniert im Körper nur mit sogenannten Co-Faktoren. Allen voran Selen. Wenn Menschen sagen, sie vertrügen kein Jod, dann liegt das eigentlich immer daran, dass sie kein Selen dazu nehmen. Zusätzlich braucht der Körper Vitamin A, Eisen,

Magnesium, Zink, Vitamin B2 und B3 sowie Vitamin C, um Jod optimal verwerten zu können.

Das Spurenelement Jod hilft dem Körper, hormonelle Schwankungen auszugleichen. Es verbessert den Östrogenabbau – das ist wichtig, wenn Sie in einer relativen Östrogendominanz stecken. Das Ergebnis: weniger PMS, weniger Schweregefühl und mehr Balance in Körper und Psyche. Zudem ist Jod unerlässlich zur Bildung von Schilddrüsenhormonen – das Schmetterlingsorgan fängt in der Perimenopause ja oft und gern an zu schwächeln. Jod fördert den Stoffwechsel, die Stimmung, reguläre Zyklen und die Energie. Es unterstützt Brustgewebe, Eierstöcke und Nervensystem. Die schöne Folge: weniger Zykluschaos, bessere Progesteronproduktion, weniger Brustspannen und Zysten und mehr emotionale Stabilität.

Eisen

Viele Frauen weltweit leiden unter einem Eisenmangel. Typische Symptome: Haarausfall, Müdigkeit bis hin zur Erschöpfung, Schwindel bis hin zur Ohnmacht, Kraftlosigkeit, Brain Fog, Kopfschmerzen, Kurzatmigkeit, Herzrasen, trockene und blasse Haut, dunkle Augenringe, brennende Zunge, Stimmungsschwankungen bis hin zu Angststörungen, Reizbarkeit, fehlende Stressresilienz, Restless-Leg-Syndrom (die Beine nicht stillhalten können), brüchige Fingernägel, Wundheilungsstörungen, eingerissene Mundwinkel und vieles mehr. Ohne Eisen haben wir weniger Sauerstoff im Gehirn, daher die Erschöpfung und die Konzentrationsprobleme. Die Schilddrüse leidet zusätzlich. Bei Eisenmangel können die Kraftwerke unserer Zellen, die Mitochondrien, immer weniger Energie produzieren. Dopamin und Serotonin, unsere Glücklichmacher-Hormone, werden weniger gebildet. Die Entgiftung schwächelt, daher kommt oft ein stechender Körpergeruch. Die Ursache: unsere monatliche Regelblutung, durch die wir ständig Eisen verlieren. Und eine moderne Ernährung, in der eisenhaltige Lebensmittel wie rotes Fleisch oft fehlen. Eisen aus pflanzlichen Quellen wie Sesam wird schwer aufgenommen. Zudem fehlt vielen Frauen Magensäure, ohne die Eisen nicht aus dem Speisebrei resorbiert werden kann. Eine Schilddrüsenunterfunktion oder Hashimoto verschlechtern diesen Zustand zusätzlich. Oft liegen auch Entzündungen im Darm vor, die die Aufnahme von Eisen verhindern. Zudem fehlt bei vielen Frauen Eiweiß. Das braucht der Körper, um das Eisenspeicherprotein aufzubauen.

Das Problem: Ärzte bestimmen oft die falschen Werte oder können die richtigen Werte nicht interpretieren. Sie brauchen als Erstes den Ferritinwert (Eisenspeicherprotein). Der sollte zwischen 100 und 150 mcg/l liegen. Ja, das ist tatsächlich der optimale Wert, damit all die oben genannten Symptome verschwinden! Zusätzlich braucht es auch immer den Entzündungsmarker CRP. Ist der höher als 1, kann er einen Eisenmangel *verschleiern*, indem der Ferritinwert falsch-normal erscheint. Zusätzlich helfen der Transferrin-Wert (das Transportprotein für Eisen) und die Transferrinsättigung (die besagt, wie viele Transferrinmoleküle tatsächlich mit Eisen beladen sind), um genau zu wissen, wo Sie stehen.

Oft wird empfohlen, Eisenkapseln auf leeren Magen einzunehmen. Das hat meist Folgen wie Magenschmerzen, Übelkeit und Verstopfung. Ich habe gute Erfahrungen damit gemacht, Eisenkapseln 15 Minuten nach dem Abendessen mit Omega-3-Öl einzunehmen. So haben auch viele meiner Klientinnen ihren Wert ins Optimum gebracht – und das ohne all die unschönen Nebenwirkungen. Im besten Fall enthält das Eisenpräparat schon Vitamin C. Besonders gut ist die Aufnahme, wenn zusätzlich Lactoferrin, ein Protein aus Weidemilch, enthalten ist. Mehr als 14 mg elementares Eisen sollten in einer Kapsel nicht enthalten sein, denn dann blockiert der Körper die Aufnahme, weil er sich vor einem Überschuss schützen möchte. Manche Ärzte raten sogar zur Einnahme nur alle zwei Tage, um die Resorption zu erhöhen. Das muss man ausprobieren. Bei den meisten funktioniert auch der tägliche Rhythmus gut.

Vitamin C

Unsere Vorfahren und die meisten Tiere mussten kein Vitamin C aufnehmen, denn sie bilden es selbst. Diese Fähigkeit ist im Zuge der Evolution bei uns Menschen leider verloren gegangen. Deshalb lesen Sie gerade diesen Abschnitt. Unangenehmerweise bekommen wir durch unsere Ernährung heutzutage auch nicht mehr genug Vitamin C. Das liegt an langen Lieferwegen, am Erhitzen der Speisen, an der Qualität der Fertiggerichte und so weiter. Neben einer frischen Kost mit viel Gemüse und ein bisschen Obst sollte man – und zwar gerade in der Perimenopause – auf eine zusätzliche Versorgung mit Vitamin C in Tablettenform achten. Denn neben der Unterstützung des Immunsystems, des Herz-Kreislauf-Systems, der Wundheilung, des Kollagenaufbaus (weniger Falten, festes Bindegewebe), der Entgiftung, der Eisen- und Kalziumaufnahme, dem Schutz vor freien Radikalen und der Fähigkeit, Cholesterin und Histamin zu senken, braucht auch die Hormonproduktion und Hormonaufnahme im Körper an den richtigen Stellen die Unterstützung von Vitamin C. Es schützt unser endokrines System, fördert die Produktion von Östrogen und Testosteron, hilft, Cortisol zu reduzieren und Schilddrüsenhormone zu bilden.

Die Deutsche Gesellschaft für Ernährung empfiehlt Frauen eine tägliche Vitamin-C-Auf-/Einnahme von 95 mg (Männern 110 mg). Das ist gerade einmal die Dosis, bei der wir nicht Gefahr laufen, die Seefahrerkrankheit Skorbut zu bekommen. Gut geht es uns damit allerdings deswegen noch nicht. Wenn man bei der Deutschen Gesellschaft für Orthomolekulare Medizin (DGOM) nachschaut, dann sieht deren Empfehlung schon ganz anders aus: Hier werden bei einer Person mit 60 kg Gewicht 3000 bis 6000 mg pro Tag empfohlen. Wenn Sie das zu viel finden: Der zweifache Nobelpreisträger Linus Pauling (u. a. in Chemie) nahm 18.000 mg Vitamin C täglich ein – und wurde stolze 93 Jahre alt![16] Aber ganz so weit muss man es ja jetzt nicht treiben. 500 bis 2000 mg reichen als präventive Dosierung auch aus. In liposomaler Form (mit einer Lipidhülle, die die Aufnahme im Dünndarm verbessert) mit Vitamin C aus der Acerolakirsche bekommen Sie die beste Versorgung. Nehmen Sie Vitamin C immer eher morgens oder bis mittags ein, weil es wach machen kann.

Magnesium

Es ist unbestritten: Wir leben in einer überstressten Welt und Gesellschaft. Ich habe es im Kapitel »Cortisol und Stress« (ab S. 119) schon ausführlich erklärt. Um besser zu schlafen und Stress abbauen zu können, brauchen wir Magnesium. Das lebenswichtige Mineral ist an 300 Stoffwechselvorgängen beteiligt: von Östrogenabbau über Energiegewinnung, Muskel- und Nervenfunktionen, Knochenaufbau, Proteinsynthese, Blutzuckerbalance bis hin zu Schilddrüsenhormonproduktion und -umwandlung und vielem mehr. Typische Folgen von zu wenig Magnesium sind Ängste, Schlafstörungen, Heißhunger auf Zucker. Auch ein Vitamin-D-Mangel wird durch zu wenig Magnesium verstärkt.

Es gibt zahlreiche Magnesiumverbindungen, die unterschiedlich gut aufgenommen werden und unterschiedliche Wirkungen haben. Am meisten Sinn macht ein Präparat, dass mehrere Verbindungen enthält, zum Beispiel mit Magnesiumbisglycinat (gut verträglich, für besseren Schlaf), Magnesiumgluconat (unterstützt Muskeln, Nerven, Energie), Magnesiummalat (verbessert die Energieproduktion, wirkt gegen Müdigkeit), Magnesiumthreonat (verbessert die Konzentration). Man startet mit einer Kapsel (meist um die 300 mg elementares Magnesium) am Abend. Wenn man das gut verträgt, kann man zu einem anderen Zeitpunkt des Tages noch eine nehmen. Der Körper zeigt einem mit Durchfall, wann die persönliche Grenze erreicht ist.

Zink

Zink wird auch das »Fruchtbarkeitsmetall« genannt, denn ohne Zink kann weder eine Frau schwanger werden noch der Mann dafür sorgen. Aber Zink kann noch viel mehr! Es wird für die Progesteron- und Testosteronsynthese und ganz dringend auch für die Produktion von Schilddrüsenhormonen gebraucht. Ein Mangel kann Akne, Infektanfälligkeiten, Haarausfall, Libidoverlust, einen verlangsamten Stoffwechsel und damit Gewichtszunahme auslösen. Bis auf die Hautunreinheiten sind das alles auch typische Perimenopausen-Symptome.

Jeden Morgen und Mittag 25 mg Zinkpicolinat zum Essen genommen, kann diese Probleme langfristig verbessern. Ist eine Erkältung im Anmarsch, unterstützen bis zu 100 mg Zink das Immunsystem im Kampf dagegen. Für ein paar Tage kann man diese hohe Dosis problemlos einnehmen. Warum unbedingt zum Essen? Weil Zink Übelkeit auslösen und dazu führen kann, dass man sich übergeben muss, wenn man es auf leeren Magen einnimmt. Gute Zink-Quellen sind auch Kürbiskerne oder – wer mag – ab und zu mal Austern.

Selen

Neben Jod fehlt uns in Deutschland auch Selen in den Böden und daher fehlt es auch uns Menschen. Das merken wir vor allem an der Vielzahl an Betroffenen von Schilddrüsenproblemen. Allen voran der Autoimmunerkrankung Hashimoto Thyreoiditis. Denn das Spurenelement ist wichtig, um überhaupt Schilddrüsenhormone bilden zu können, aber auch im Kampf gegen die chronische Entzündung des Organs (das ist die Definition von Hashimoto) und für die Umwandlung der inaktiven Schilddrüsenhormone in die stoffwechselaktiven. Selen ist ein wichtiges Antioxidans; es hilft dem Körper, Schwermetalle zu entgiften, schützt uns vor Krebs, unterstützt die körpereigene Abwehr und wir brauchen es zur Bildung des Glückshormons Serotonin. 250 mcg pro Tag sind eine gute und sichere Dosis. Dabei sollte man darauf achten, einen Komplex aus Natriumselenit und Selenmethionin zu nehmen. Paranüsse sind kein Ersatz, da sie schwer strahlenbelastet sind und nur Selenmethionin enthalten, das allein den Bedarf nicht deckt.

Vitamin D3

Schon der Name ist falsch! Vitamin D3 ist ein Prohormon (kein Vitamin!), eine Vorstufe des aktiven Hormons Calcitriol. In der Haut wird D3 mithilfe von ultraviolettem Licht aus der Sonne und Cholesterol gebildet. Eigentlich kein Problem, würde in unseren Breitengraden die Sonne mehr scheinen und würden wir länger und öfter an die Sonne gehen. Da wir das immer seltener tun und die körpereigene Produktion immer schlechter funktioniert, je älter wir werden, müssen wir eben Vitamin D3 als Nahrungsergänzungsmittel einnehmen. Denn Werte um 100–150 nmol/l (oder 40–60 ng/l) im Blut erreicht kaum einer ohne Unterstützung. Und das ist dramatisch, denn Vitamin D3 könnte auch als *hormoneller Lichtschalter* beschrieben werden. Er knipst das Gute im Körper an – und das Krankmachende aus.

Zum Beispiel verbessert Vitamin D3 unsere Insulinsynthese (die in der Perimenopause schlechter wird), unsere Stimmung, das Immunsystem und die Eierstockfunktion. Bei einem D3-Mangel steigt das Risiko für eine Insulinresistenz, eine Schilddrüsenunterfunktion, für PCOS (zu viele männliche Hormone) und dramatisch stark das Risiko für Osteoporose.

Lassen Sie unbedingt Ihren aktuellen Wert 25(OH)D im Blut bestimmen. Sollten Sie die oben genannten Werte nicht erreichen, sind 5000 i.E. Vitamin D3 (immer zusammen mit Vitamin K2 einnehmen, das die Einlagerung von Kalzium in den Arterien verhindert) am Morgen oder Vormittag zu einer fetthaltigen Mahlzeit eine gute Dosis. Zusätzlich bitte immer Magnesium einnehmen, sonst drohen Knochenschmerzen. Und zwischen März und Oktober so oft wie möglich an die Sonne gehen!

B-Vitamine

Über Stress habe ich ja in diesem Buch schon öfter geschrieben. Auch bei den Mikronährstoffen hat er großen Einfluss: Je mehr wir unter Strom stehen, desto mehr B-Vitamine braucht unser Körper, um das abzufedern. Vor allem die Vitamine B12, B6 und Folat (die aktive Form der Folsäure). Für Östrogenabbau und Neurotransmitter-Balance sind sie unerlässlich. Genau wie für unsere Haut, die Schleimhäute, Haare, unsere Psyche, den Energie- und Eisenstoffwechsel, unser Nervensystem, unser Herz und als Schutz vor oxidativem Stress, der uns krank machen kann. Ein Mangel an B-Vitaminen führt zu Stimmungsschwankungen, schlechter Stressresilienz, Müdigkeit, Unfruchtbarkeit und zu einer schwachen Entgiftung. B-Vitamine brauchen sich immer gegenseitig, um wirken zu können. Deshalb macht hier ein Komplex mit allen acht B-Vitaminen Sinn. Achten Sie dabei immer auf die aktiven Formen dieser drei B-Vitamine: P5P (B6), 5-MTHF/Methylfolat (Folsäure), Methylcobalamin (B12). Und nehmen Sie die Kapseln morgens oder spätestens mittags, weil sie wach machen können.

Omega 3

Wir alle bekommen über die Ernährung heutzutage zu viel Omega 6 und zu wenig Omega 3. Das Problem daran: Omega 6 verstärkt Entzündungen, Omega 3 senkt diese. Und Entzündungen, vor allem die stillen (*silent inflammation*), machen uns langfristig krank und müde und lassen uns vorzeitig altern. Omega 3 kommt vor allem in fettem Fisch vor wie Lachs, Hering und Makrele. Leinsamen, Walnüsse und pflanzliche Öle bringen nur eine Vorstufe mit (die sogenannte Alpha-Linolensäure/ALA), die der Körper schwer in die eigentlich gewünschten Bestandteile EPA (Eicosapentaensäure) und DHA (Docosahexaensäure) umwandeln kann. Und leider kann er beides auch nicht selbst herstellen. Was dramatisch für unser Wohlbefinden ist, denn Omega 3 ist der antientzündliche Hormonflüsterer: Es verbessert die Hormonrezeptor-Sensitivität, das bedeutet: Hormone können überhaupt erst richtig wirken, wenn wir genügend davon im Körper haben. Ein Mangel verursacht nicht nur Entzündungen, sondern auch unregelmäßige Zyklen, schlechte Konzentration, außerdem leiden unser Gehirn und unser Herz darunter.

Ein befreundeter Arzt sagte zu mir: »Unter zwei Gramm Omega-3-Öl musst du gar nicht erst anfangen!« Andere Therapeuten raten zu einer täglichen Dosis von bis zu fünf Gramm. Ob Sie jetzt das Öl aus Alge oder Fisch wählen, ist ganz egal. Denn der Fisch bekommt seine Ration Omega 3 aus der Alge. Weniger empfehlenswert sind allerdings Kapseln. Das reine Öl wird besser verstoffwechselt. Achten Sie darauf, dass Ihr Präparat auf Schadstoffe überprüft wurde und mit einem niedrigen TOTOX-Wert unter 26 daherkommt. Das zeigt Ihnen die Frische (und damit auch Wirksamkeit) an.

Kalzium

In der zweiten Hälfte der Perimenopause sinkt der Östrogenwert, und damit steigt auch das Risiko für Osteoporose sprunghaft an, weil das Hormon ebenso den Einbau von Kalzium in die Knochen steuert. Deshalb sollte man spätestens jetzt über eine

Supplementation von Kalzium nachdenken. Und natürlich immer kalziumreiche Lebensmittel wie Fisch, Brokkoli, Mandeln, Nüsse und (wenn Sie sie vertragen) Milchprodukte in den Speiseplan mit aufnehmen. Achten Sie zusätzlich auf den Vitamin-D3-Wert, denn das fördert die Kalziumaufnahme entscheidend. 1000 mg Kalzium werden als tägliche Dosis in der Perimenopause empfohlen.

Kreatin

Kreatin ist einer der am besten untersuchten Stoffe weltweit. Viele bringen diesen Stoff mit muskelbepackten Bodybuildern und verbotenen Substanzen in Verbindung. Und es gibt unzählige Studien, die die Wirkung auf Popeyes dicke Arme bestätigen, aber eben auch den positiven Einfluss auf die Herz- und Gehirngesundheit, die Cholesterinreduktion sowie unsere kognitiven Fähigkeiten. Gerade diese leiden ja bei vielen Frauen in der Perimenopause. Da aber auch der Muskelaufbau sehr wichtig ist, habe ich mit Mitte 40 mit der täglichen Einnahme von Kreatin begonnen. Meine Kraft wurde dadurch verbessert (weil durch mehr Muskeln mehr Energie zur Verfügung steht), viel auffälliger war aber, dass sich auch meine Konzentrationsfähigkeit, meine Stimmung und meine Stressresilienz verbessert haben. Außerdem konnte ich mir Dinge wieder besser merken. Das ist logisch, denn Kreatin hilft unserem Gehirn, ATP zu bilden. Das ist das *Energiegeld* unserer Zellen, ein Molekül, das Energie speichert und freigibt. Dass durch Kreatin zusätzlich die emotionale Balance stabilisiert wird, hilft gerade uns Frauen in der Perimenopause, wenn gefühlt das ganze Leben zwischen den Fingern zerrinnt. Studien zeigen, dass drei bis fünf Gramm Kreatin-Monohydrat sicher, günstig und wirkungsvoll sind.[17] Im Allgemeinen verträgt man diese Mengen gut. Es empfiehlt sich aber, mit einer niedrigeren Dosis einzusteigen und diese langsam zu steigern. Auf genügend Wasserzufuhr (zwei bis drei Liter, je nach körperlicher Anstrengung und Temperatur) sollte zusätzlich geachtet werden.

Astaxanthin

Es gibt ein Mittel, das für schöne Haut sorgt (mehr Elastizität), vor Sonnenbrand schützt (ganz ohne schädliche Inhaltsstoffe), Ihre Augen bei der täglichen Schwerstarbeit an PC und Co. unterstützt, Ihren Körper vor antioxidativem Stress und Entzündungen schützt, die Insulinsensitivität verbessert (auch bei PCOS), den Stoffwechsel anregt und die Regeneration nach starken Belastungen beschleunigt. Und das kommt aus der Natur und macht Flamingos rosa und Krebse rot: Astaxanthin. Um diesen wertvollen Stoff in Kapseln zu füllen, müssen allerdings weder Vögel noch krabbelnde Meeresbewohner sterben. Man extrahiert ihn aus der Haematococcus-Alge. Das passiert meist in Peru oder auf Hawaii. Man kann 14 Tage vor dem Sommer(urlaub) mit der täglichen Einnahme von 12 mg beginnen, wenn man es für den Sonnenschutz von innen einsetzen möchte. In diesem Fall sollte es immer zusammen mit Vitamin D3 und Beta-Carotin eingenommen werden, denn das verbessert die schützende Wirkung. Oder man nimmt Astaxanthin das ganze Jahr über, wenn man von den gesundheitlichen Vorteilen immer profitieren möchte. So mache ich das.

Zusammenfassung

- Die allermeisten leiden heutzutage unter Mikronährstoffmängeln. Im Blut kann man sehen, welche Vitamine, Mineralien und Spurenelemente fehlen. Der Jodwert wird im Morgenurin gemessen.
- Mikronährstoffe gehören wie Makronährstoffe (Proteine, Kohlenhydrate und Eiweiß) zu den lebenswichtigen Stoffen, ohne die unser Körper nicht funktionieren kann, auch und schon gar nicht in der Perimenopause.
- Das Problem ist, dass nicht nur in unserer Nahrung immer weniger davon enthalten ist, sondern wir – je älter wir werden – über unseren Darm diese Stoffe immer schlechter aus dem Speisebrei aufnehmen können. Ein möglicher Magensäuremangel verstärkt die Problematik.
- Stoffe wie Astaxanthin und Kreatin können unser Wohlbefinden und Aussehen in der Perimenopause zusätzlich verbessern. Sie sind in vielen Studien ausreichend getestet und ihre Wirkung ist bestätigt.[18]

Kapitel 15

Muskelaufbau – Muskeln sind nicht nur fürs gute Aussehen wichtig

Die meisten Frauen lieben Ausdauersportarten: Laufen, Fahrradfahren oder im Fitnessstudio stundenlang auf dem Stepper durchhalten. Aber ab Anfang/Mitte 30 wird es immer wichtiger, zusätzlich Muskeln aufzubauen. Denn in der Perimenopause (bis Anfang 50) verlieren wir im Durchschnitt zehn Prozent unserer Muskelmasse, wenn wir nicht gegensteuern! Das musste ich mit 47 leidvoll am eigenen Leib erfahren. Mein Heilpraktiker stellte mich auf eine Ganzkörpermesswaage – und stellte nicht nur fest, dass ich plötzlich 36 Prozent Körperfett hatte (und das bei nur 61 Kilogramm und 1,71 Metern Körpergröße!), auch meine Muskelmasse war parallel um fünf Prozent gesunken! Das war für mich so schockierend, dass ich mich sofort in einem Fitnessstudio anmeldete und ab diesem Zeitpunkt – parallel zu wöchentlichen Yoga-Einheiten – zwei- bis dreimal zum Krafttraining ging. Mit wirklich guten Erfolgen. Die verlorene Muskelmasse kam schnell zurück, der Körperfettanteil sank. Und das sah man nicht nur an meiner Figur, an den Oberarmen, einem flacheren Bauch und strafferen Beinen – ich fühlte mich auch besser, fitter und leistungsfähiger im Alltag.

Ab Mitte 30 beträgt der Verlust der fettfreien Muskelmasse bei Männern *und* Frauen etwa drei bis acht Prozent pro Lebensjahrzehnt.[19] Und je älter wir werden, desto schneller geht es mit unserer Muskelmasse bergab. Dadurch verändert sich auch unsere Körperzusammensetzung: weniger fettfreie Masse beziehungsweise Muskeln, mehr Körperwasser und Fettmasse. Und das spüren wir täglich durch einen nicht zu unterschätzenden Kraft- und Leistungsabfall. Plus: Die meisten spüren das durch mehr Fett am Bauch, ohne Veränderung bei der Ernährung oder beim Sport. Und was steckt in der Perimenopause dahinter?

Natürlich das Östrogen! Und Testosteron. Aber jetzt geht es erst einmal um 17-ß-Östradiol: Das wirkt nämlich anabol, also aufbauend, und verbessert die Proteinsynthese. Und damit den Muskelaufbau und -erhalt. Haben wir zu wenig Östrogen im Körper, kann es beim Training schlechter zum Muskelaufbau umgesetzt werden. Schuld daran sind die Muskelstammzellen, deren Anzahl direkt mit der Menge an Östrogen im Körper in Beziehung steht. Auch die Regeneration dauert länger. Wenn wir schlechtere Ergebnisse sehen und es länger dauert, bis wir nach dem Sport wieder einsatzbereit sind, haben wir meist weniger Lust, Sport zu treiben. Und vor allem Krafttraining. Deshalb auch hier wieder mein Appell: Lassen Sie beim Arzt in der Perimenopause regelmäßig neben dem Progesteron auch den 17-ß-Östradiolwert messen und setzen Sie beide ins Verhältnis, um zu sehen, ob Sie bioidentische Hormone unter anderem zur Unterstützung des Muskelaufbaus und -erhalts brauchen.

Testosteron ist der Klassiker, und die meisten denken zuerst an dieses Hormon, wenn es um das Thema Kraft geht. Ja, auch Frauen müssen auf ihren Testosteronwert achten. Denn das Hormon beschleunigt die Regeneration nach sportlicher Betätigung und fördert den Zuwachs an Muskelmasse und -kraft durch eine verbesserte Proteinsynthese und die Freisetzung von Wachstumshormonen. Das klappt bei uns Mädels gut genug, damit sich am Oberarm, am Sixpack oder Oberschenkel was tut, auch wenn wir zehnmal weniger Testosteron im Körper haben als die (meisten) Männer. Auch hier sollte im Blut nachgeschaut werden, ob Ihr Körper eventuell bioidentische Unterstützung braucht.

Achtung! Bei Stress und damit einem erhöhten Cortisolspiegel baut der Körper vermehrt Muskeln ab. Sie werden in Glukose, also Zucker, umgewandelt, um schnell an Energie ranzukommen. Zudem senkt Stress die Produktion von Testosteron – von dem wir in der Perimenopause ohnehin schon zu wenig haben! Deshalb ist weniger Stress auch ein Garant für mehr gesunde Muskelmasse. Die Vorteile davon sind vielfältig. Ich möchte Sie Ihnen hier einmal aufzählen:

Mehr Muskelmasse =>

- bessere Insulinsensitivität der Zellen
- weniger Insulinresistenz
- stabiler Blutzucker
- weniger Heißhunger
- weniger Entzündungen
- bessere Laune
- mehr Energie
- mehr Mobilität, das heißt eine bessere Beweglichkeit
- Der Körper wird belastbarer und gesünder.
- Sie werden stressresistenter, energiegeladener und stärker im Alltag.
- Mehr Fett und Kalorien werden verbrannt.
- bessere Körperzusammensetzung
- gesündere Hormone und Mitochondrien

- Gehirn- und Herzgesundheit werden unterstützt.
- Verletzungen (auch im Alter) und Knochenabbau werden verhindert.

Man kann sagen: Muskeln sind Stoffwechsel- und Longevity-Organe, mithilfe derer wir gesünder alt werden können. Das ist doch schon mal ein Argument, um sich an die Hanteln zu wagen, oder? Wenn Sie jetzt Respekt vor dieser Art von Training haben, weil Sie bisher nur das Laufband oder Fahrrad im Fitnessstudio benutzt haben, folgen nun ein paar Tipps, damit Ihnen der Einstieg leichter fällt:

- Keine Angst, Hanteln beißen nicht. Einfach loslegen!
- Zwei- bis dreimal pro Woche zu trainieren, zeigt die größten Erfolge.
- Schwerere Gewichte und dadurch weniger Wiederholungen sind am effektivsten. Lassen Sie sich im Fitnessstudio eine Einweisung geben, um alle Übungen richtig auszuführen.
- Immer mit der schwächeren Seite anfangen (links bei Rechtshändern). Und dann die gleiche Anzahl Wiederholungen auf der anderen Seite durchführen.
- Auf die Intensität achten: Fühlt man sich nach der Session total kaputt und braucht Tage, um sich zu erholen, war die Anstrengung zu hoch.
- Lieber morgens/vormittags trainieren als spät abends. Die Einheiten stören sonst den Schlaf und die Erholung.

Gerade zu Beginn des Krafttrainings sieht man die Erfolge sehr schnell. Das spornt an und motiviert. Jetzt heißt es dranbleiben! Sie müssen auch keine Angst vor Arnie-Muskeln haben! Gerade bei uns Frauen und ohne Steroide ist es sehr unwahrscheinlich, dass wir solche Muskeln aufbauen. Viel wichtiger als illegale Substanzen zur Leistungsförderung sind allerdings Proteine für den Muskelaufbau! Deshalb lesen Sie gerne noch mal im Kapitel »Ernährung«, S. 157, den Abschnitt über Eiweiß nach.

Abnehmen in der Perimenopause

Jetzt wissen Sie, dass Muskelaufbau dabei hilft, Ihr Gewicht zu halten oder – wenn Sie das wollen – sogar abzunehmen. Es gibt aber noch mehr hormonelle Stellschrauben, die man kennen sollte, um die Zahlen auf der Waage zu verringern und die nächste Jeans eine Nummer kleiner kaufen zu können – wenn Sie das möchten.

1. Insulin: Sie haben im Kapitel »Insulin« ab Seite 84 schon gelesen, dass Insulin im Blut den Fettabbau stoppt. Deshalb ist ein hoher Blutzuckerspiegel gerade am Abend keine gute Idee. Also, die Pasta sollten wir statt zum Dinner lieber zum Mittagessen genießen, wenn die Zellen noch insulinsensitiver sind und wir uns noch mehr bewegen, um die Kohlenhydrate abbauen zu können. Erhöhte Insulinwerte im Blut haben eine Vermehrung des Fettgewebes zur Folge. Ein ständig zu hoher Insulinspiegel kann zu einer Insulinresistenz führen, was wiederum das Gewichtverlieren noch mehr erschwert. Deshalb sollten Sie in der Perimenopause und wenn Sie abnehmen wollen, auf eine blutzuckerfreundliche Ernährung achten, mit 20–30 Gramm Eiweiß pro Mahlzeit, Ballaststoffen, guten Fetten und wenig einfachen Kohlenhydraten. So bleiben Sie

länger satt und verhindern Heißhunger auf Süßes. Ein Blutzuckertracker kann Sie dabei unterstützen, herauszufinden, wie Ihr Körper auf bestimmte Nahrungsmittel, Stress und andere Lebensumstände reagiert.

2. Cortisol: Spätestens seit diesem Kapitel wissen Sie, dass Stress Muskeln abbaut. Aber Stress sorgt auch dafür, dass Fettgewebe aufgebaut wird und wir mehr Wasser im Körper bunkern. Und all das führt zu mehr Gewicht auf der Waage. Im Kapitel zum Thema »Cortisol und Stress« ab Seite 126 finden Sie alle notwendigen Tipps zum Stressabbau in der Perimenopause. Vom Verzicht auf Koffein bis zu Nahrungsergänzungsmitteln, die Ihnen helfen, zu entspannen und besser zu schlafen. Ohne erholsamen Schlaf kann nämlich auch keiner abnehmen.
3. Östrogen: Unser weibliches Hormon ist ein spannendes Thema, wenn es ums Abnehmen geht. Denn sowohl zu viel als auch zu wenig davon kann zu Gewichtszunahme führen. Östrogen senkt den Appetit und macht unsere Zellen insulinsensitiver, was den Blutzucker stabilisiert. Es hilft, Muskeln aufzubauen. Ein Mangel führt zu einer Umverteilung der Fettmasse Richtung Bauch und verringert den täglichen Grundumsatz um bis zu 200 Kalorien. Eine Östrogendominanz sorgt für mehr Fetteinlagerung an den Oberschenkeln, an der Hüfte und am Po. Dieses Fettgewebe kann dann selbst Östrogen bilden, was das Problem nur noch verstärkt. Gleichzeitig wird mehr Wasser im Körper gebunden, was den Zeiger auf der Waage auch unnötig nach oben schnellen lässt. Und die Stimmung leidet. Das lässt manche lieber zur Schokolade als zu den Apfelschnitzen greifen. Auch nicht vorteilhaft, wenn man eigentlich abnehmen möchte.

4. Progesteron: Hier könnte man eigentlich den obigen Abschnitt zur Östrogendominanz »copy and pasten«. Denn ein Progesteronmangel geht eigentlich auch immer mit zu viel Östrogen einher. Zusätzlich kommt Heißhunger hinzu, der bei all dem Hormondurcheinander schwer zu bändigen ist. Und damit wird es immer schwerer, Gewicht loszuwerden.
5. Schilddrüsenhormone: Ohne genügend T3 und T4 im Körper kann man nicht abnehmen. Punkt. Denn die beiden Hormone (vor allem T3) steuern unseren Stoffwechsel. Ganz direkt und ohne Umwege. Zusätzlich haben Sie einen positiven Einfluss auf unseren Blutzuckerspiegel, auf den Muskelaufbau und die Verdauung und damit auf die Entgiftung unseres Körpers. Das sind allesamt weitere Faktoren, die die Gewichtsabnahme erst ermöglichen. Daher sollten Sie gerade in der Phase der hormonellen Umstellung darauf achten, dass Ihre freien Werte fT3 und fT4 im Optimum sind. Mehr dazu im Schilddrüsenkapitel ab Seite 93.
6. Testosteron: Ein Zuwenig an Testosteron führt zu Gewichtszunahme vor allem am Bauch. Außerdem wird der Muskelaufbau immer schwieriger, was wiederum die Kalorienverbrennungsbilanz verschlechtert. Deshalb sollten Sie beim Thema Abnehmen immer auch den Testosteronwert im Blut im Auge behalten und wenn nötig mit bioidentischem Gel unterstützen.
7. Melatonin: Ohne guten Schlaf keine Gewichtsabnahme – das ist die Kurzversion. Und was braucht es dafür? Richtig, das Schlafhormon Melatonin (mehr dazu ab Seite 72). Denn eine erholsame Nachtruhe balanciert Stoffwechsel, Appetit, Blutzucker und Hormone aus. Und nur so können die Pfunde purzeln. Außerdem steuert die Schlafdauer, ob wir nachts

Fett- oder Muskelmasse verlieren. Je länger wir im Land der Träume weilen, desto mehr verschwinden die ungewollten Pölsterchen an Bauch, Oberschenkeln und Hüften. Und nicht das Sixpack darunter.

8. Leptin und Ghrelin: Diese sind vereinfacht gesagt die *Sättigungs- und Hungerhormone* unseres Körpers. Sättigung und Hunger werden zwar aus dem Magen heraus gesteuert, aber der Hypothalamus, ein Teil unseres Gehirns, wird hier auch mit eingeschaltet. Und zwar durch die Rückmeldungen der beiden genannten Hormone. Ghrelin wird überwiegend in der Magenschleimhaut produziert und signalisiert dem Gehirn, dass wir Hunger haben. Es stoppt die Fettverbrennung und kann während einer Diät dauerhaft erhöht sein. Was unpraktischerweise den weiteren Gewichtsverlust blockiert. Deshalb sind Crash-Diäten mit reduzierter Kalorienaufnahme keine gute Idee, auch nicht in der Perimenopause. Leptin hingegen gibt über das Fettgewebe, wo es produziert wird, ein Signal Richtung Denkstube, dass wir satt sind. Unsere moderne Ernährungsweise mit hohem Zucker- und Fettgehalt allerdings verhindert diese eingebaute Signalsteuerung, sodass wir uns selten wirklich satt fühlen – und damit mehr essen als nötig. Eine eiweiß- und ballaststoffreiche Ernährung hilft uns, dieses Problem zu umgehen und so wieder eine natürliche Sättigung zu erlangen.

Zusammenfassung

- Frauen verlieren in der Perimenopause bis zu zehn Prozent Muskelmasse.
- Die Ursache: Östrogen- und Testosteronmangel und zu hohes Cortisol, also Stress.
- Muskeln verbessern den Blutzuckerspiegel und schützen uns vor Heißhunger, Entzündungen, Knochenabbau, Verletzungen. Außerdem verbessern sie die Laune, die Energie, die Mobilität, die Stressresilienz, die Körperzusammensetzung und verbrennen mehr Fett und Kalorien.
- Zwei- bis dreimal pro Woche Krafttraining mit schweren Gewichten und wenigen Wiederholungen hat die besten Aussichten auf Erfolge.
- Lieber morgens oder vormittags trainieren als spät abends, weil sonst der Schlaf und die Erholung gestört werden können.
- Sämtliche Hormone im Körper haben einen Einfluss auf unser Gewicht: Östrogen, Progesteron, Insulin, Testosteron, Cortisol und viele mehr.
- Deshalb macht es bei dem Wunsch, abzunehmen, immer auch Sinn, nicht nur auf Ernährung und Sport zu achten, sondern auch auf die hormonellen Stellschrauben im Körper, die gerade in der Perimenopause aus dem Gleichgewicht geraten.

Kapitel 16

Die Leber – wenn ihr alles zu viel wird

In Deutschland leiden etwa 20 Millionen Menschen unter einer »nicht alkoholischen Fettleber«. Wie der Name schon sagt, hat diese Erkrankung nichts mit dem einen Prosecco oder Bier am Abend zu tun. Vielmehr macht man dafür einen falschen Lebensstil (und manche Viruserkrankungen) verantwortlich. Dazu haben die meisten auch ohne diese Diagnose eine überlastete Leber. Denn wir bewegen uns zu wenig, haben zu viel Stress, essen die falschen Fette und zu viel Zucker. Das alles schwächt unser Entgiftungsorgan Nummer 1. Unsere Leber muss zusätzlich Medikamente, Schadstoffe aus der Nahrung, Abbauprodukte des Stoffwechsels, die Inhaltsstoffe unserer Kosmetik und Waschmittel, die durch die Haut in ein paar Minuten ins Blut übergehen, entgiften. Die Folgen einer nicht alkoholischen Fettleber können dramatische Ausmaße annehmen: Müdigkeit bis hin zur Erschöpfung, Verdauungsprobleme, plötzlich auftretende Aggressionen, Leberkrebs, Organversagen der Lunge oder der Nieren, Gehirnstörungen durch Giftstoffe, ein erhöhtes Risiko für Herz-Kreislauf-Erkrankungen und vieles mehr.

Die Hauptaufgaben der Leber sind der Hormonumbau, Hormonabbau und die Hormonbildung, sie hat also Einfluss auf den Hormonstoffwechsel; die Leber hat eine Entgiftungsfunktion, sie entgiftet uns von körperfremden Giftstoffen und körpereigenen

Abfallprodukten; sie hat Aufgaben beim Kohlenhydrat-, Fett- und Eiweißstoffwechsel; sie fungiert als Vitamin- und Eisenspeicher; und sie bildet die Gallensäure.

In der Perimenopause kommt noch erschwerend hinzu, dass es die Leber mit einer immens schwankenden Menge an Hormonen zu tun hat. Sie muss sich also auf immer unterschiedliche Mengen einstellen. Schafft es die Leber nicht mehr, Östrogen, Testosteron, Progesteron, Cortisol, Insulin, Aldosteron und viele mehr abzubauen, kann das zu unschönen Symptomen führen, die die in der Perimenopause schon vorhandenen Symptome noch verstärken.

Kann Östrogen nicht abgebaut werden, kommt es zu den typischen Östrogendominanz-Symptomen wie Gewichtszunahme, Cellulite, Brustschmerzen, Wassereinlagerungen, schmerzhafte Periode, hormonelle Migräne, Ängsten, Reizbarkeit und so weiter.

Befindet sich zu viel Testosteron im weiblichen Organismus, kann es zu Begleiterscheinungen wie vermehrtem Haarwuchs an Kinn, Oberlippe, Ohren oder Brust und Haarausfall auf dem Kopf oder zu Akne kommen.

Wird Aldosteron, ein Hormon, das verantwortlich ist für die Ausscheidung von Salzen, nicht ausreichend abgebaut, kann es zu Wassereinlagerungen im Gewebe und als Folge davon zu Cellulite kommen.

Hat die Leber zu viel Fett eingelagert, sinkt die Insulinsensivität der Leberzellen. In der zweiten Hälfte der Perimenopause wird zusätzlich eine Insulinresistenz durch das fallende Östrogen wahrscheinlicher. Das Insulin, das vermehrt ausgeschüttet wird, weil der Blutzucker dauerhaft zu hoch ist, signalisiert der Leber, noch mehr Fett einzulagern. Ein Teufelskreis.

Das stoffwechselinaktive Schilddrüsenhormon T4 wird zum Großteil in der Leber in das stoffwechselaktive T3 umgewandelt.

Funktioniert diese Umwandlung nicht, dann können typische Unterfunktionssymptome auftreten wie Gewichtszunahme, Müdigkeit, unregelmäßiger Zyklus, Muskelschmerzen, Sehprobleme, Verdauungsstörungen, Haarausfall, Kälteempfindlichkeit, Stimmungstiefs und viele mehr.

Stresshormone wie Cortisol, Adrenalin und Noradrenalin werden über die Leber abgebaut. Ist diese überlastet, bleiben die Hormone länger im Blut, wir stehen unter Dauerstress. Das belastet unseren Schlaf, die Energie und die Stimmung. Und bringt gleichzeitig andere Hormone wie die der Schilddrüse und Progesteron aus dem Gleichgewicht.

Vitamin D3 wirkt im Körper wie ein Hormon und muss in der Leber erst in eine Vorstufe der aktiven Form umgewandelt werden. Funktioniert diese Umwandlung nicht, bleiben wir dauerhaft im D3-Mangel – trotz Sonne und Unterstützung aus Nahrungsergänzungsmitteln. Und das wiederum kann psychische Probleme, Autoimmunerkrankungen, Entzündungen, hormonelle Dysbalancen, eine schwache Abwehr, Osteoporose und vieles mehr begünstigen.

Leberunterstützung in der Perimenopause

Hier meine Tipps, wie Sie Ihre Leber in der Perimenopause unterstützen können:

- Essen Sie natürliche Biolebensmittel, keine hochverarbeiteten. Alle verarbeiteten Lebensmittel mit mehr als drei Zutaten sollten eine Ausnahme sein – Ihrer Leber zuliebe.
- Streichen Sie Zucker und trinken Sie eher selten Alkohol.

- Bittere Gemüsesorten wie Chicorée, Radicchio, Rucola, aber auch Artischocken unterstützen die Leber bei ihrer Arbeit. Nehmen Sie dieses Gemüse regelmäßig in Ihren Speiseplan auf.
- Nehmen Sie vor jeder Mahlzeit 20 Bittertropfen, das regt den Gallenfluss an und erleichtert Leber und Darm die Verdauung.
- Mariendisteln, Löwenzahn, Artischocke und Cholin helfen der Leber zusätzlich. Entweder als Saft oder als Kapseln kann man sie kurweise oder immer zu fettigem Essen einnehmen.
- Das in Äpfeln enthaltene Pektin, ein löslicher Ballaststoff, bindet Giftstoffe im Darm und tut so auch der Leber gut. Bitte nicht auf Apfelsaft oder Apfelmus umsteigen, sondern einen ganzen Bioapfel essen – mit Schale.
- Des Influencers Liebling, das morgendliche Zitronenwasser, ist tatsächlich ein Segen für unser Entgiftungsorgan. Vitamin C, Bitterstoffe und ätherische Öle aktivieren Enzyme und die Entgiftung, regen den Fettstoffwechsel an und wirken antioxidativ. Wenn Sie Angst um Ihren Zahnschmelz haben, nehmen Sie einen Strohhalm zur Hand. Und bitte achten Sie darauf, dass das Wasser nicht wärmer als 40 Grad ist, sonst werden die Vitamine zerstört.
- Schon unsere Oma setzte auf Leberwickel – und die sind immer noch gut! Einfach ein Tuch feucht machen und auf die Leber legen. Die finden Sie direkt unter dem rechten Rippenbogen (verjüngt sich auf die linke Seite). Legen Sie dann ein trockenes Handtuch und eine Wärmflasche darauf. Ich verspreche Ihnen, Sie werden herrlich müde, weil die Leber richtig anfängt zu arbeiten und die Durchblutung angeregt wird. Deshalb den Leberwickel lieber abends machen.

- Die amerikanische Version davon ist das »Castor Oil Pack«. Anstatt das Tuch mit Wasser nass zu machen, tröpfeln Sie Biorizinusöl darauf und legen das dann auf die Leber. Im Internet kann man spezielle Tücher mit Bändern daran kaufen, die man sich um den Unterleib bindet. So kann man die Packung auch über Nacht drauflassen. Aber Vorsicht! Rizinusöl klebt unwahrscheinlich, und es gibt eine irre Sauerei, wenn das Öl vom Tuch ins Bettzeug läuft.
- Die Königsdisziplin ist die Leberreinigung nach Andreas Moritz. Im Anhang finden Sie die Angaben zu seinem Buch. Seine Reinigungskur ist einfach, kostengünstig und bringt tolle Erfolge. Ich mache sie seit über 15 Jahren regelmäßig – und habe jedes Mal danach eine Haut wie ein Baby, rosige Wangen, der Schlaf wird noch besser, genau wie die Verdauung. Und ich bin viel entspannter beim Autofahren. Man braucht nur ein Wochenende, eine Biograpefruit, gutes Bioolivenöl, Bittersalz – und eine Toilette in der Nähe. Zur Vorbereitung sollten Sie eine Woche lang auf Fettes, Frittiertes, Gefrorenes und kalte Getränke verzichten. Und jeden Tag 30 ml naturtrüben Apfel- oder Sauerkirschsaft (ohne Zucker!) trinken. Am Tag der eigentlichen Reinigung sollten Sie ab 14 Uhr nichts mehr essen. Um 18 und 20 Uhr nehmen Sie Bittersalz in Wasser gelöst ein. Das ist für mich der schlimmste Part und funktioniert nur mit Nase-zu-Halten und Strohhalm. Eine meiner Freundinnen findet, die Mischung schmecke nach Gin Tonic … Um 22 Uhr machen Sie sich bettfertig und pressen die Grapefruit so weit aus, dass Sie 180 ml Saft erhalten. Den mischen Sie mit 120 ml Olivenöl, mixen beides gut durch und trinken alles möglichst zügig neben dem Bett stehend. Danach legen Sie sich sofort hin, den Kopf er-

höht und eine Wärmflasche auf die Leber. Ab jetzt sollten Sie mindestens 20 Minuten nicht sprechen und sich nicht bewegen. Meist spürt man jetzt in der Lebergegend schon ein leichtes Rumpeln und Gluggern. Am nächsten Morgen nimmt man gegen sechs und acht Uhr noch mal das Bittersalz-Wasser. Und dann richtet man sich am besten in der Nähe der Toilette ein. Denn hier verbringt man die nächsten Stunden viel Zeit. Alles, was Sie in der Kloschüssel sehen – grüne Steinchen und Gries –, hat Ihre Leber in ihrer Arbeit blockiert. Manche fühlen sich an diesem Tag ein bisschen wackelig. Das vergeht aber schnell. Die genaue Anleitung, Schritt für Schritt, finden Sie überall im Internet zum Runterladen. Wichtig ist, dass Sie sich penibel an den (zeitlichen) Ablauf halten. Sonst funktioniert die Leberreinigung nicht – und dafür ist der Aufwand dann doch zu groß.

Zusammenfassung

- Millionen Deutsche leiden unter einer nicht alkoholischen Fettleber, die allermeisten von uns haben zumindest eine überlastete Leber.
- Die Ursachen einer überlasteten Leber: zu wenig Bewegung, zu viel Stress, Essen mit den falschen Fetten und zu viel Zucker. Medikamente, Schadstoffe aus der Nahrung, Abbauprodukte des Stoffwechsels, die Inhaltsstoffe unserer Kosmetik und Waschmittel.
- Die Hauptaufgaben der Leber sind: Hormonumbau, -abbau, Hormonbildung, Entgiftung, Aufgaben beim Kohlenhydrat-,

Fett- und Eiweißstoffwechsel, fungiert als Vitamin- und Eisenspeicher, bildet Gallensäure.

- In der Perimenopause spielt die Leber eine noch wichtigere Rolle als zu anderen Zeiten unseres Lebens, und gleichzeitig wird sie gerade dann noch mehr in Anspruch genommen. Sie muss Hormone wie Östrogen, Testosteron, Progesteron, Cortisol, Insulin und viele andere abbauen. Die schwankende Menge macht ihr dabei das Leben schwer. Folgen: Kann Östrogen nicht optimal angebaut werden, kommt es zu einer Östrogendominanz, die zu Beginn der Perimenopause sowieso schon Probleme macht. Bei zu viel Testosteron im weiblichen Körper besteht das Risiko, dass die Frau vermännlicht.
- Eine Fettleber senkt die Insulinsensitivität der Leberzellen. Zusammen mit der Insulinresistenz, die durch zu wenig Östrogen ab Mitte 40 oft auftaucht, kommt es zu Fetteinlagerung, Gewichtszunahme und dem Risiko, an Typ-2-Diabetes zu erkranken.
- Eine überlastete Leber kann Stresshormone nur schlecht abbauen. Wir fühlen uns dadurch noch mehr im Daueralarm.
- In der Leber wird ein Großteil des stoffwechselinaktiven Schilddrüsenhormons in die stoffwechselaktive Form umgewandelt. Schwächelt die Leber, funktioniert diese Umwandlung nicht, der Stoffwechsel fährt runter, wir nehmen zu, sind müde, frieren, bekommen Muskelschmerzen und Sehstörungen.
- Unterstützen Sie daher gerade in der Perimenopause Ihre Leber mit frischen Biolebensmitteln, Zitronenwasser am Morgen, Bittertropfen und -gemüsen, Leberwickeln, Nahrungsergänzungsmitteln aus Mariendistel, Artischocke, Löwenzahn und Cholin und der Leberreinigung nach Andreas Moritz.

Kapitel 17

Der Darm – sein Einfluss und die Wechselwirkungen

Als Hashimoto-Patientin und bekennender Stressjunkie kenne ich eine löchrige Darmschleimhaut (*leaky gut*) gut. Ich sehe die Problematik täglich auch bei meinen Klienten und würde mal grob schätzen, dass jeder dritte Erwachsene in der westlichen Welt mit so etwas durch die Gegend läuft.

Früher triggerte bei mir Stress die durchlässige Darmbarriere. Ich litt jahrelang darunter. Und obwohl ich brav auf Gluten und Milchprodukte verzichtete und die Aminosäuren L-Glutamin und L-Glycin einnahm, alle Zahnherde entfernen ließ und vieles andere tat, blieb der *leaky gut* bestehen. Als ich nach 15 Jahren der Fernsehbranche den Rücken kehrte, war auch das Darmdurchlässigkeitsproblem innerhalb von ein paar Wochen Geschichte. Weil Stress wegfiel, heilte auch mein Darm – so gut wie ganz von alleine. Nur weil die Anspannung aufhörte. Erst einige Jahre später tauchte die Problematik wieder auf. Und nicht, weil ich wieder zurück in die Medienbranche gegangen wäre, sondern weil die Perimenopause voll zugeschlagen hatte. Plötzlich litt ich unter einem Blähbauch, unter einem Reizdarm und anderen Verdauungsproblemen. Und das alles nur, weil die Hormone Achterbahn fuhren.

Wie die Hormone den Darm beeinflussen

Viele Frauen spüren schon vor der Umstellung der Hormone ab Mitte 30, dass sich während des Zyklus' auch die Verdauung verändert. Dass sie empfindlicher wird, je nach Lutealphase oder Regel. Schuld daran sind Östradiol, Östriol und Progesteron.

Wenn Östrogene sinken oder stark schwanken, wird die Darm-Hirn-Achse mehr reaktiv und die Darmschleimhaut empfindlicher. Die Folgen spüren wir deutlich in Form von Blähungen, Unverträglichkeiten oder Infektanfälligkeit, die zuvor nie da waren und gefühlt wie aus dem Nichts auftauchen. Zusätzlich nimmt die Diversität der Darmbakterien ab. Und diese Vielfalt ist eigentlich das, was die Abwehrkräfte des Darms, unseres Immunsystems und gleichzeitig die Stabilität der Hormone gewährleistet.

Östradiol und Östriol regulieren die Schleimhautregeneration und -produktion im Darm, die *Tight Junctions* (also die Verbindungen innerhalb der Darmschleimhaut) und das lokale Immunsystem. Wenn ihre Anzahl unregelmäßig wird oder sie gar nicht mehr vorkommen – wie in der zweiten Zyklushälfte, nach dem Absetzen hormoneller Verhütung oder eben in der Perimenopause –, verändert sich die Darmbarriere spürbar: Sie wird durchlässiger, reagiert empfindlicher und neigt schneller zu Entzündungen. Die Folge: Gewichtszunahme (vor allem rund um Bauch und Taille), Müdigkeit, Brain Fog, Gelenkschmerzen, stärkere PMS-Symptome, Blähungen, wechselnder Stuhlgang (mal zu weich, mal zu hart, mal als Durchfall oder Verstopfung), stärkere Unverträglichkeiten oder vermehrter Druck im Unterbauch. Plötzlich reagiert man auf Lebensmittel, Alkohol und auch Stress viel mehr mit Verdauungsproblemen als im kompletten Leben davor. Alles fühlt sich allgemein mehr *entzündet* an – und das ist es auch – im Darm.

Östradiol wirkt dabei besonders stark auf die Schleimhautregeneration, die Darmbarriere und Entzündungsprozesse. Es beschleunigt die Verdauungsvorgänge und beeinflusst die Zusammensetzung des Darmmikrobioms (die gesamte Menge an Mikroorganismen – Bakterien, aber auch Viren und Pilzen – im Verdauungstrakt, die entscheidend für Verdauung, Immunsystem und sogar die psychische Gesundheit ist).

Östriol wird oft unterschätzt, ist aber entscheidend für die Feuchtigkeit und Belastbarkeit der Schleimhaut – nicht nur im Urogenitaltrakt (Eierstöcke, Gebärmutter, Scheide, Nieren, Harnleiter, Harnblase), sondern auch im Darm. Ein niedriger Östriolwert macht die Darmbarriere anfälliger. Und: Es unterstützt auch die Magenschleimhaut. Bei einem Östriolmangel steigt das Risiko für eine Magenschleimhautentzündung (Gastritis, Symptome: Schmerzen, Brennen und Unwohlsein im Oberbauch), die schwer zu behandeln ist. Und die wenigsten Ärzte kommen bei einer solchen Diagnose auf die Idee, auch mal die Hormone anzuschauen. Zudem haben Schleimhaut und Magensäure einen wichtigen Einfluss auf unsere Verdauung und die Aufnahme von Nährstoffen. Ein Magensäuremangel führt unter anderem zu Symptomen wie Verdauungsproblemen, Blähungen, Völlegefühl, Darmfehlbesiedlung (SIBO).

Progesteron verlangsamt im Allgemeinen die Peristaltik (bezeichnet die wellenartige Fortbewegung des Speisebreis durch den Darm) und stabilisiert die Immunfunktion. Es beruhigt die Mastzellen im Darm und ist so hilfreich bei Histaminproblemen. Außerdem ist Progesteron unglaublich wichtig, damit Schilddrüsenhormone in den Zellen überhaupt wirken können; Schilddrüsenhormone haben zusätzlich einen großen Einfluss auf eine funktionierende Verdauung.

Bei Progesteronmangel reagiert der Darm oft mit wechselndem Stuhlgang (eher Durchfall als Verstopfung), Krämpfen, Blähungen, aufgeblähtem Bauch, mehr Histaminproduktion und den entsprechenden Symptomen.

Am Ende greifen die Schleimhautregeneration, die Mastzellaktivität, Darmbarriere, das Mikrobiom und der Hormonstoffwechsel so eng ineinander, dass Perimenopausen-Schwankungen von Östradiol, Östriol oder Progesteron das gesamte Gleichgewicht – und damit Ihr Wohlbefinden – extrem beeinflussen können.

Wie der Darm die Hormone beeinflusst

Haben Sie schon mal etwas vom »Östrobolom« gehört? Nein? Nicht schlimm! Ich erkläre Ihnen, was das ist und warum das auch an Ihren Verdauungsproblemen schuld sein könnte. Dieser Teil des Mikrobioms mit dem Namen, der an eine schwedische Kleinstadt in Astrid Lindgrens Büchern erinnert, ist an der Verarbeitung von Östrogenen im Darm beteiligt. Diese Mikrobiom-Bakterien bilden Enzyme wie zum Beispiel die β-Glucuronidase. Diese Enzyme entscheiden mit, ob Östrogene nach der Deaktivierung wirklich ausgeschieden werden oder ob sie im Darm wieder reaktiviert werden. So beeinflusst der Darm, wie viel Östrogen tatsächlich im Körper aktiv und wirksam ist.

Wenn sich das Gleichgewicht der Darmbakterien verändert – durch Stress, Medikamente oder Entzündungen –, verändert sich auch die Aktivität der β-Glucuronidase. Wird dieses Enzym zu aktiv, werden zuvor im Darm inaktivierte Östrogene wieder freigesetzt und gelangen erneut ins Blut. Dadurch steigt die Östrogenwirkung im Körper, was wiederum zu einer Östrogendominanz beitragen kann. Die typischen Symptome kennen wir inzwischen alle: Reizbarkeit, zyklusabhängige Kopfschmerzen, Migräne, Schlafprobleme, Wassereinlagerungen, Brustspannen und dieses Gefühl, dass alles gerade zu viel ist.

Auch die Darmschleimhaut beeinflusst, wie stabil der Abbau von Östrogen funktioniert. Ist sie gereizt, entzündet oder löchrig (*leaky gut*), gelangen vermehrt bakterielle Bestandteile ins Blut, die Immunreaktionen auslösen. Diese Immunaktivierung kann den Östrogenstoffwechsel zum Negativen weiter verändern und noch mehr Symptome auslösen.

Wenn Beschwerden auftreten, die zu einer Östrogendominanz passen, lohnt es sich, neben den Hormonen selbst auch den Darm zu untersuchen. Dazu schaut man sich anhand eines Stuhltests die β-Glucuronidase, das mikrobielle Gleichgewicht im Dickdarm, die Schleimhaut und die Entzündungslage genauer an. Sprechen Sie Ihren Arzt darauf an, wenn Sie unter einer Östrogendominaz und wiederkehrenden Symptomen leiden.

Tipps, um das Östrobolom und die Verdauung zu regulieren

Rohe Karotten sind eine gute Möglichkeit, Östrogen im Darm zu binden. Sie enthalten Fasern, die Stoffwechselprodukte binden können, auch reaktiviertes Östrogen. Dafür die Karotten mit einem Sparschäler in Streifen zerteilen, ein Dressing aus Olivenöl, Apfelessig, Salz und Pfeffer mischen und über die Karotten geben.

Bitterstoffe fördern den Gallenfluss. Und da Östrogene über die Galle entgiftet werden, sind Radicchio, Chicorée, Endiviensalat, Artischocke, Bittertee oder 20 Bittertropfen vor dem Essen eine gute Möglichkeit, den natürlichen Abbau zu unterstützen.

Zucker, Alkohol und stark verarbeitete Lebensmittel reizen die Darmschleimhaut und erhöhen die Aktivität bestimmter Bakterien des Mikrobioms, die das Enzym β-Glucuronidase bilden. Also lieber meiden.

Stoffe, die die Darmschleimhaut zusätzlich beruhigen, sind Colostrum, Lactoferrin, Omega 3 und Knochenbrühe (viel Kollagen).

Zur Magensäureproduktion – und damit zu Ihrer Verdauung und der Aufnahme von Nährstoffen – kann man Betain-HCL-Kapseln nehmen; diese regen die Magensäure-Produktion an. Immer zum Essen, damit die Wirkung zeitgenau einsetzt.

Eigentlich wissen wir es alle, aber im hektischen Alltag wird das gründliche Kauen oft vergessen. Dabei beginnt die Verdauung im Mund. Erst durch richtiges Kauen kann genügend Magensäure gebildet werden. Deshalb ist Essen in Ruhe und nicht vor dem Fernseher oder Handy so wichtig.

Übrigens bildet der Magen auch nicht genügend Säure, wenn auf Ihrer Gabel zu wenig Eiweiß liegt. Im Ernährungskapitel finden Sie mehr zum Thema Proteine.

Zusammenfassung

- Der Darm beeinflusst unsere Hormone und diese wiederum haben einen großen Einfluss auf den Darm.
- Östrogene haben einen großen Einfluss auf die Magenschleimhaut und damit auf die Verdauung. Sinkt die Produktion, steigt das Risiko für einen *leaky gut*, eine löchrige Darmbarriere. Typische Symptome sind Gewichtszunahme, Müdigkeit, Brain

Fog, Gelenkschmerzen, stärkere PMS-Symptome, Blähungen, wechselnder Stuhlgang und plötzlich auftretende Unverträglichkeiten.

- Progesteron bringt Ruhe in den Körper, auch ins Verdauungssystem. Fehlt es in der Perimenopause, dann hat man eher Durchfall, Krämpfe, Blähungen – und Histaminprobleme.
- Das Östrobolom ist ein Teil das Darmmikrobioms, das für den Abbau von Östrogen verantwortlich ist. Ein Teil davon ist das Enzym β-Glucuronidase. Das entscheidet mit, ob Östrogene nach der Deaktivierung wirklich ausgeschieden werden oder ob sie im Darm wieder reaktiviert werden.
- Man sollte bei einer Östrogendominanz nicht nur die Hormone checken, sondern auch einen Stuhltest machen lassen, der β-Glucuronidase, das mikrobielle Gleichgewicht im Dickdarm, die Darmschleimhaut und die Entzündungslage im Darm genauer beleuchtet.
- Um einen Östrogenabbau im Darm zu unterstützen, helfen rohe Karotten, Bitterstoffe, Colostrum, Lactoferrin, Omega 3 und Kollagen aus Knochenbrühe. Zusätzlich sollte man entzündungsfördernde Stoffe wie Zucker, Alkohol und stark verarbeitete Lebensmittel meiden.
- Die Verdauung unterstützt man mit Betain HCL, richtigem Kauen, Essen in Ruhe und ausreichend Eiweiß in jeder Mahlzeit.

Kapitel 18

Pflanzenstoffe – können helfen, aber nicht jedem

Neben Mikronährstoffen und bioidentischen Hormonen können auch Wirkstoffe aus Pflanzen uns und unser Wohlbefinden in der Perimenopause unterstützen. Allerdings funktionieren nicht alle bei jedem, das muss man wissen. Dass das so ist, liegt meist an einer gestörten Darmflora und an der langen Einnahmedauer der Pflanzenstoffe, bevor die Wirkung eintritt. Und bei einer Hormonstörung (gerade in der späteren Perimenopause) ausschließlich auf Pflanzenstoffe zu setzen, ist in den meisten Fällen nicht ausreichend. Wenn Ihr (Frauen-)Arzt Ihnen bei spürbaren Symptomen anstatt einer Blutabnahme nur Mönchspfeffer empfiehlt, lassen Sie sich damit nicht abspeisen und bestehen Sie auf einer ausführlichen Diagnostik. Nichtsdestotrotz können die folgenden Supplemente in der Perimenopausentherapie unterstützend wirken.

Bei Östrogendominanz

Mönchspfeffer ist wahrscheinlich *der* Pflanzenstoff, der von Frauenärzten am häufigsten empfohlen wird, wenn die ersten Perimenopausensymptome auftreten. Leider oft, wie oben beschrieben, ohne vorher anhand eines Blutbildes den Hormonstatus der Patientin festzustellen. Und ohne die Information, dass es Wochen, manchmal sogar Monate dauern kann, bis eine Wirkung eintritt. Mönchspfeffer wird seit Jahrtausenden gegen Frauenleiden wie PMS-Symptome eingesetzt und kann erste Perimenopausenprobleme tatsächlich regulieren. Denn der Laubbaum aus dem Mittelmeerraum kann die Ausschüttung von LH (das Luteinisierende Hormon) anregen, was die Progesteronproduktion stimuliert. Bei einer relativen Östrogendominanz wegen eines Progesteronmangels ist das eine gute Möglichkeit, den Symptomen mit pflanzlichen Mitteln entgegenzuwirken – zu Beginn der Perimenopause.

Frauenmantel, auch *Alchemilla vulgaris* genannt, ist eine Heilpflanze, die schon seit Jahrhunderten in der Frauenheilkunde genutzt wird. Bereits Hildegard von Bingen setzte sie ein. Man kann das winterharte Kraut auf der ganzen Welt in Wäldern und auf Wiesen finden, es kommt aber vor allem in Zentral- und Mitteleuropa vor. In allen Teilen des Frauenmantels (bis auf die Wurzeln) befinden sich wertvolle Inhaltsstoffe: Gerbstoffe helfen bei Entzündungen im Magen-Darm-Trakt sowie bei leichtem Durchfall. Diese Gerbstoffe gelten außerdem als blutstillend. Bitterstoffe sind vor allem für eine gesunde Verdauung, die Magen- und Darmgesundheit und um Heißhunger auf Süßes zu verhindern unverzichtbar. Zudem unterstützen sie die Leber bei ihrer Arbeit. Flavonoide zählen zu den Antioxidantien; sie können freie Radikale im Körper unschädlich machen. Und die enthaltenen ätherischen Öle sorgen für einen angenehmen Duft, wenn man den Frauenmantel zum Beispiel als Tee einnimmt. Außerdem enthält das Kraut Phytohormone, die dem Sexualhormon Progesteron ähneln. So kann der Frauenmantel eine regulierende Wirkung auf den weiblichen Hormonhaushalt entfalten.

Das regelmäßige Trinken von Frauenmanteltee oder die Einnahme von Kapseln können daher für eine konstante Hormon-Versorgung gerade zu Beginn der Perimenopause und bei einem milden Progesteronmangel sorgen. Nicht zu unterschätzen ist auch seine blutstillende Wirkung, zum Beispiel bei einer starken Menstruation sowie bei Myomen (Wucherungen in der Gebärmutter). In der Kräuterheilkunde wird Frauenmantel auch eingesetzt, um die Voraussetzungen für eine Schwangerschaft zu verbessern. Hier ist allerdings Geduld gefragt. Und oft wird der Tee hierfür zusätzlich mit Himbeerblättern verfeinert. Bekannt ist auch der »Kinderlein kommet«-Tee aus Frauenmantel und anderen Kräutern.

Bei richtiger Anwendung und einer mindestens sechs- bis achtwöchigen Einnahme kann der Frauenmantel ganz nebenbei dafür sorgen, dass sich Körper und Geist entspannen und entkrampfen – essenziell auch für den Kinderwunsch. Geben Sie dazu in einen halben Liter kochendes Wasser zwei bis drei Teelöffel des getrockneten Krauts und lassen Sie den Tee anschließend zehn Minuten ziehen. Der Tee wird über den Tag verteilt getrunken.

Kreuzblütler balancieren die Produktion und die Entgiftung bzw. den Abbau von Östrogen über die Leber, senken Entzündungen und schützen unsere Zellen. Wenn Sie Probleme mit der Schilddrüse haben, achten Sie darauf, das Gemüse immer im gekochten Zustand zu essen, da Brokkoli und Co. roh goitrogen wirken. Das bedeutet, sie blockieren die Aufnahme von Jod in der Schilddrüse, was zu einer Schilddrüsenunterfunktion führen kann. Bei gesunden Menschen fällt das allerdings nicht ins Gewicht.

Hier eine kurze Liste mit Kreuzblütlern und ihren Wirkungen:

- Brokkoli und Brokkolisprossen aktivieren die Leber und helfen beim Abbau »ungünstiger« Östrogene.
- Grünkohl und Rosenkohl liefern Kalzium, Vitamin K und Magnesium für starke Knochen.
- Rucola und Kresse sind voller guter Bitterstoffe für Leber, Galle und einen besseren Hormonabbau.
- Radieschen- und Senfsprossen wirken wie kleine Detox-Booster voller Sulforaphan.
- Pak Choi und Chinakohl sind mild, mineralstoffreich und magenschonend.

Zusätzlich können Sie **DIM** (Diindolylmethan) in Tablettenform zu sich nehmen. DIM ist ein Antioxidans, das bei der Verdauung eines im Kohlgemüse vorkommenden Senföls entsteht. Studien beweisen, dass es gegen hormonabhängige Krebsarten wirksam ist, indem es ungünstige Östrogene in günstige umwandelt und so einer Östrogendominanz entgegenwirkt.[20] Daher ist die Einnahme von DIM vor allem zu Beginn der Perimenopause, wenn die ersten Symptom auftreten, eine gute Möglichkeit, auf natürliche Art und Weise entgegenzuwirken.

Bei Östrogenmangel

Roter Ginseng ist leider relativ teuer. Aber die Asiaten vertrauen auf die Wurzel, die mit Wasserdampf behandelt und dann getrocknet wird. Sie wird seit über 5000 Jahren mit Langlebigkeit und allgemeiner Gesundheit in Verbindung gebracht. Wohl das erste Longevity-Mittel der Welt sozusagen! Zusätzlich kann der Rote Ginseng bei typischen Östrogenmangel-Symptomen wie

Hitzewallungen, Schlafstörungen, depressiver Verstimmung oder Erschöpfung unterstützen. Auch hat Roter Ginseng einen positiven Einfluss auf unsere Stressresilienz und verkürzt die Erholungszeit nach großer Anstrengung.

Bei Männern kann Bier für einen Männerbusen sorgen. Kein Wunder, denn **Hopfen,** einer der Hauptinhaltsstoffe von Bier, ist ein sogenanntes »Phytoöstrogen« – ein sekundärer Pflanzenstoff, der Östrogen strukturell ähnelt. Wenn Sie ein bisschen Geduld haben, können Hopfenkapseln bei innerer Unruhe, Angstattacken, Schlafstörungen, trockenen Schleimhäuten und dünner werdendem Haar helfen.

Wenn Sie nicht schlafen können, innerlich unruhig sind und mehr Ängste haben als sonst, versuchen Sie als sanfte Unterstützung erst einmal **Baldrian** in Kapselform oder als Tee. Weil die Reaktionsfähigkeit heruntergefahren wird, sollte Baldrian bevorzugt am Abend eingenommen werden.

Hier gilt wieder einmal: Hilft bei einigen und bei anderen überhaupt nicht. Gemeint ist der Einsatz von **Silberkerzenpräparaten** gegen typische Östrogenmangel-Symptome wie Hitzewallungen, trockene Schleimhäute oder Stimmungsschwankungen.

Johanniskraut wächst auf schönen Almwiesen und macht die Haut von Kühen sehr lichtempfindlich. Das kann zu Sonnenbrand führen – auch bei uns Menschen, wenn wir Johanniskraut einnehmen. In der Perimenopause ist es trotzdem ein gutes Mittel gegen leichte Depressionen. Die Wirkung von Johanniskraut ist stimmungsaufhellend. Und einen Versuch ist es auf jeden Fall wert. Bitte nicht zusammen mit Antidepressiva einnehmen, da sonst der Serotoninspiegel lebensgefährlich erhöht werden kann, was zu Unruhe, Herzrasen, Fieber und Halluzinationen führen kann.

Maca wird auch der »Peruanische Ginseng« genannt. Er kann helfen, Stresshormone besser abzubauen und gleichzeitig die Produktion unserer Wohlfühlhormone Dopamin und Serotonin anzuregen. Und das macht nicht nur Frauen wie Männer entspannter und glücklicher. In der Perimenopause kann Maca die Libido verbessern und die Energie steigern. Auch hier muss man ein bisschen Geduld mitbringen, bis die Wirkung einsetzt. Menschen mit chronischen Magen-Darm-Problemen sollten die Finger von Maca lassen, weil es die Symptome verschlimmern kann.

Lignane, zum Beispiel in Leinsamen, Sonnenblumenkernen, Sesam oder Oliven, gehören ebenfalls zu den Phytoöstrogenen. Darmbakterien bauen diese ab und wandeln sie in östrogenaktives Enterodiol und Enterolacton um. Diese ähneln dem körpereigenen Östrogen und können an den entsprechenden Rezeptoren andocken und so Symptomen eines Östrogenmangels entgegenwirken. Lignane können zudem den Fettstoffwechsel und den Schlaf positiv beeinflussen. Und als Antioxidantien schützen sie unsere Zellen, was vor ernsthaften Krankheiten wie Krebs, Diabetes, Alzheimer und Herz-Kreislauf-Erkrankungen und Alterung schützt. In Tierversuchen wurde außerdem bewiesen, dass Lignane hemmend auf hormonbedingte Krebsarten wie Prostata- und Brustkrebs wirken.

Safran, die Arzneipflanze des Jahres 2024, kennen Sie sicher aus der Küche. Die roten, sehr teuren Fäden werden vor allem in Paella, Risotto, Bouillabaisse, aber auch in arabischen Desserts eingesetzt. Und das nicht nur wegen der tollen Farbe, sondern auch, weil Safran verdauungsfördernd wirkt. Darüber hinaus hat es eine antioxidative, entzündungshemmende, stressreduzierende und stimmungsaufhellende Wirkung! Denn fällt der Östrogenspiegel, sinkt auch unsere Laune. Und da kann Safran in Kapselform wunderbar helfen. Der Abbau von Serotonin wird verlangsamt, wodurch das Glückshormon länger im Gehirn wirksam bleibt. Hitzewallungen und Schlafstörungen werden ebenfalls gemindert.

Zusammenfassung

- Pflanzliche Stoffe können in der Perimenopause dazu beitragen, Symptome zu reduzieren und das Wohlbefinden zu verbessern. Allerdings wirken nicht alle Stoffe bei jedem. Meist ist eine geschädigte Darmflora schuld, wenn die Einnahme nichts bringt. Zudem muss man die Präparate oft wochenlang einnehmen, bevor man eine Besserung spürt.
- DIM und Kreuzblütler (wie Brokkoli, Rosenkohl, Grünkohl usw.) können einer Östrogendominanz entgegenwirken, genau wie Mönchspfeffer und Frauenmantel.
- Roter Ginseng, Hopfen, Silberkerzenpräparate und Lignane (zum Beispiel aus Leinsamen, Sonnenblumenkernen, Sesam, Oliven) sowie Baldrian und Johanniskraut können bei Östrogenmangel indizierten Symptomen helfen.
- Maca kann helfen, Stresshormone besser abzubauen und die Produktion der Wohlfühlhormone Dopamin und Serotonin anzuregen. In der Perimenopause kann Maca die Libido verbessern und die Energie steigern.
- Safran wirkt antioxidativ, entzündungshemmend, stressreduzierend und stimmungsaufhellend. Bei sinkender Laune kann Safran helfen.

Kapitel 19

Schöne Haut – und der Einfluss von Hormonen und Co.

Meine Eltern sahen immer wesentlich jünger aus, als ihr Pass angegeben hat. Und das habe ich zum Glück geerbt. Mich schätzten die Leute früher auch immer zehn Jahre jünger ein. Mein Rezept: Ich habe nie geraucht, schon immer auf meine Ernährung geachtet, kaum Alkohol getrunken und meist penibel auf meine Mindestschlafdauer von neun Stunden bestanden.

In der Perimenopause mit Mitte 40 wurde plötzlich alles anders: Gefühlt von jetzt auf gleich hatte ich Falten! Um die Augen, rund um die Lippen, von den Nasenflügeln abwärts Richtung Kinn, am Hals und am Dekolleté. Und das machte mich richtig unglücklich. Da ich schon lange auf Naturkosmetik setze und niemals Botox und Co. an mich ranlassen würde, waren meine Behandlungsmöglichkeiten begrenzt. Also ging ich auch bei diesem Problem auf Ursachenforschung – und landete ganz schnell (Überraschung!) bei den Hormonen. Und das nicht nur in Bezug auf die Haut, sondern allgemein in Bezug auf weibliche Schönheit.

Schauen wir uns den Einfluss der Hormone auf unsere Schönheit doch mal genauer an:

Östrogen

Sie haben es im entsprechenden Kapitel schon gelesen: Als ich mir Östradiolgel besorgt und ein paar Wochen benutzt hatte, verschwanden plötzlich die Fältchen rund um meinen Mund. Unser weibliches Hormon ist nämlich mitverantwortlich für die Festigkeit und Durchfeuchtung unserer Haut und für einen schönen Teint. Zusätzlich auch für das Wachstum und den Glanz unserer Haare. Und für eine weibliche Silhouette und dieses schöne Gefühl, eine Frau zu sein. Damit unser Körper das leisten kann, braucht er gute Fette. Deshalb ist es auch für unser Äußeres so wichtig, bei der Ernährung darauf zu achten, was man in den Einkaufswagen legt: Eier, fette Fische wie Heringe, Sardinen, Makrelen oder Wildlachs, Olivenöl, Leinsamen (immer im Kühlschrank lagern und nie geschrotet kaufen, weil das Fett schnell ranzig wird), Chiasamen, Kürbiskerne, Mandeln.

Cortisol

Ich habe es in diesem Buch schon mehrfach beschrieben: Sind wir im Dauer-Überlebensmodus, leiden unsere Hormone. Und damit auch unser Wohlbefinden und unsere Optik. Wir fühlen uns nicht sicher, schlafen deshalb schlechter und die dunklen Augenringe sind so sicher wie das Amen in der Kirche. Der Blutzuckerspiegel verschlechtert sich, damit geht das Gewicht nach oben und der Heißhunger auf Süßes nimmt seine Fahrt auf. Wir bauen eher Muskeln ab als auf: Die knackige Kehrseite und der flache Bauch werden damit praktisch unmöglich. Cortisol, unser Stresshormon, lässt unser Gesicht und den Rumpf aufgedunsen wirken, die Verdauung schwächelt und damit steigt das Risiko für Hautunreinheiten. Sind wir dauerhaft im Stress, entscheidet sich der Körper fürs Überleben, nicht für die Schönheit.

Praktisch alle wichtigen Hormone werden in geringerem Maße gebildet, wenn wir angespannt sind. Mit den kleinen, täglichen Entscheidungen, die wir treffen, haben wir es also selbst in der Hand, besser auszusehen und uns wohlzufühlen. Und diese sind: drei Mahlzeiten täglich anstatt einer großen. Das Frühstück ist dabei das wichtigste Essen des ganzen Tages. Magnesium hilft vor allem abends zu entspannen. Und Kaffee (vor allem auf leeren Magen) jagt Ihr Cortisol in astronomische Höhen. Auch für unsere Schönheit ist entkoffeinierter Kaffee die bessere Lösung. Mehr dazu lesen Sie im Kapitel zum Thema Stress ab Seite 119.

Oxytocin

Dass unser Kuschelhormon hier auftaucht, wird Sie sicher verwundern. Aber wir Frauen können uns erst richtig in unsere Weiblichkeit fallen lassen, wenn wir uns sicher und geborgen fühlen. Und genau das erzeugt Oxytocin: Unser Gesicht wird weicher, der Körper entspannt sich, die Bewegungen werden fließender, unsere Haut erhält einen ganz besonderen Glow (und das auch ohne Kosmetik). Wir fühlen uns in uns selbst sicher und gut – ganz ohne äußere Bestätigung. Und wenn wir diese Frau sind, werden wir auch für andere attraktiv – ohne etwas dafür zu tun. Wie wir genau dahin kommen? Mit Kontakt zu anderen (Frauen), Umarmungen, Ruhe, sanfter Bewegung wie Tanz, Berührungen, einer Massage, Loslassen … Und mit Mikronährstoffen: Magnesium (zur Entspannung), Omega 3 und

Proteinen – denn ohne Aminosäuren kann der Körper kein Oxytocin bilden.

Zusammenfassung

- Hormone tun für unsere Haut mehr als Cremes, Masken und schönheitschirurgische Behandlungen.
- Ist Östrogen in der richtigen Dosierung vorhanden, sind Haut und Haare schön, unsere Silhouette ist weiblich und wir fühlen uns in diesem Gefühl des Frauseins wohl.
- Gute Fette aus Fisch, Leinsamen, Eiern und Olivenöl unterstützen die Produktion von Östrogen und unser Wohlbefinden.
- Sind wir im Dauerstress, leiden nicht nur die Hormone. Wir schlafen schlechter, was zu Augenringen und Gewichtszunahme führt. Die Verdauung schwächelt, was zu Hautunreinheiten führen kann. Muskeln werden abgebaut, damit verschwindet die straffe Silhouette. Wir lagern mehr Wasser ein.
- Drei Mahlzeiten pro Tag steuern dem Dauerstress entgegen, genau wie eine Magnesiumgabe am Abend. Und bitte Kaffee gegen die koffeinfreie Variante tauschen.
- Unser Kuschelhormon Oxytocin macht uns Frauen weiblich, unsere Bewegungen fließend, unser Gesicht weich, und wir können unser Frausein richtig genießen.
- Tanzen, Berührungen, Ruhe, Massagen können die Oxytocinproduktion anregen. Der Körper braucht dazu noch Magnesium, Omega 3 und Proteine.
- Um schön auszusehen, braucht es ein Zusammenspiel von Hormonen, Entspannung, Mikronährstoffen und Aminosäuren.

Kapitel 20

Schöne Haare – oder: Wenn aus der Traummähne Problemhaare werden

Zu allem Überfluss spüren viele Frauen in der Perimenopause, dass ihre Haarpracht dünner wird, die Frisur nicht mehr hält und einfach anders aussieht. Aber auf gar keinen Fall besser. Dabei muss man noch nicht einmal büschelweise Haare im Abfluss oder nach dem Föhnen auf dem Badezimmerboden vorfinden. Immerhin verlieren auch gesunde Menschen pro Tag um die 100 Haare. Mit der Zeit verändert sich aber auf dem Kopf etwas Grundlegendes – und das gefällt den wenigsten. Genau das Gleiche habe ich auch erlebt. Meine Maskenbildner beim Sat.1-Frühstücksfernsehen haben immer gesagt, dass ich relativ dünne, aber sehr viele Haare habe. Und so sah es dann eben auch aus: Lange, volle, kräftige Haare, die man toll stylen konnte. Ein bisschen Föhnen über die Rundbürste und dann 15 Minuten auf Heißwicklern eingerollt, hatte ich eine klasse Frisur. Aber mit Mitte 40 war das von heute auf morgen plötzlich ganz anders. Nichts hielt mehr. Ich bekam Geheimratsecken. Irgendwie schien die Masse an Haaren weniger geworden zu sein und anders auf Styling zu reagieren. Neue Shampoos und andere Mittelchen brachten keinerlei Besserung. Ich war echt unglücklich. Und ich entdeckte, dass ich eigentlich Locken habe. Aber selbst die im Internet propagierten Lockenroutinen funktionierten nicht. Nichts hielt, und es sah alles furchtbar aus. Und die Friseure, die ich konsultierte, waren leider auch keine Hilfe.

Als ich begann, meine Hormone in den Griff zu bekommen, spürte ich, dass auch meine Haare plötzlich wieder besser lagen und einige Frisuren aussahen wie früher. Das ging alles nicht von jetzt auf gleich. Denn Haare brauchen einfach ihre Zeit, bis sie wachsen und vor allem, bis man die Verbesserung sieht. Aber es war ermutigend, die Babyhaare am Ansatz wachsen zu sehen. Und damit Sie das Problem »Haare« auch in den Griff bekommen, kommen hier die Änderungen, die bei mir zum Erfolg geführt haben:

- Stress zeigt sich auch am Kopf und an unseren Haaren. Übrigens auch in der Haarfarbe! Mehr Stress bedeutet auch meist ein früheres Ergrauen. Die Versorgung mit Mikronährstoffen wird schlechter. Die Haarwurzeln bekommen weniger Nahrung. Die Haare werden dünner, Glanz und Spannkraft fehlen. Sie haben es jetzt schon oft in diesem Buch gelesen, aber trotzdem noch mal: Versuchen Sie, Stress zu reduzieren, wo es geht. Das macht auch die Frisur schöner.
- Und da wir Mikronährstoffe angesprochen haben: Ohne genügend Eisen im Körper fallen Haare vermehrt und schneller aus. Kupfer fehlt dann auch meist. Und zu wenig Magnesium stoppt das Haarwachstum. B-Vitamine (nicht nur Biotin), Vitamin A, Vitamin E, Vitamin C, Selen und Zink schützen die Haare von innen vor Schäden von außen wie Glätteisen, Föhn und Co. Omega 3 hilft gegen Entzündungen im Körper, die auch die Haare negativ beeinflussen. Vitamin D3 unterstützt die Hormone. Am besten lässt man alle Vitamine, Mineralien und Spurenelemente mal im Blut testen, um zu

sehen, wo man steht. Und füllt dann gezielt das auf, was im Mangel ist.

- Die Schilddrüsenhormone haben einen direkten Einfluss auf die Haare. Eine Schilddrüsenunterfunktion, wie sie bei Hashimoto und auch in der Perimenopause vorkommt, sorgt für Haarausfall, trockene Kopfhaut und Geheimratsecken. Lassen Sie vor allem die freien Werte (fT3, fT4) morgens nüchtern im Blut bestimmen. Wenn ein Mangel an Schilddrüsenhormonen vorliegt, finden Sie im Schilddrüsenkapitel (ab Seite 93) die wichtigsten Informationen.
- Wenn der Progesteronwert zu Anfang der Perimenopause fällt, führt das oft zu einer allgemeinen Ausdünnung der Haare anstelle von einem fleckenförmigen Haarausfall. Die Haarstruktur verändert sich zusätzlich.
- Zu Beginn der Perimenopause (oder wenn ein PCOS vorliegt) kann das Testosteron zu hoch sein. Die Haarwurzeln entwickeln eine Überempfindlichkeit gegenüber DHT (Dehydrotestosteron), das aus dem körpereigenen Hormon Testosteron stammt. Das verkleinert die Haarfollikel. Die Haare fallen so schneller aus.
- Später in dieser Lebensphase kann auch ein Östrogenmangel zu Haarausfall führen. Denn Östrogen ist der Gegenspieler unter anderem von Testosteron. Die Haare verlieren deshalb Volumen und Fülle und fallen schneller aus.
- Zudem erleben viele Frauen nach dem Absetzen der Pille Haarausfall. Das sollte sich nach ein paar Monaten aber wieder einpendeln, je nachdem, in welcher Perimenopausen-Phase Sie sich befinden. Wenn keine Besserung eintritt, sollte ein Hormonmangel bei Progesteron und Östrogen ausgeschlossen werden.

- Unabhängig von der Perimenopause kann immer auch ein erblich bedingter Haarausfall bei Frauen vorkommen. Oft treten die ersten Symptome erst nach dem 40. Lebensjahr auf. Der Arzt des Vertrauens kann anhand eines Gentests bestimmen, ob die Ursache in den Genen der Betroffenen liegt. Bestimmte Medikamente können dann Abhilfe schaffen.

Zusammenfassung

- Eines der am meisten auftretenden Symptome in der Perimenopause ist Haarausfall, was nicht nur die Optik negativ beeinflusst, sondern oft auch den seelischen Zustand der betroffenen Frau verschlechtert.
- Die Ursachen für Haarausfall können vielfältig sein: zum Beispiel Stress und Mikronährstoffmängel bei Magnesium, Eisen, Selen, Zink, Kupfer, B-Vitaminen, Vitamin D, C, E und A.
- Eine Schilddrüsenunterfunktion kann zu dünnerem Haar, trockener Kopfhaut und Geheimratsecken führen.
- Ein Progesteronmangel kann oft eine Ausdünnung der Haare zur Folge haben.
- Ein Zuviel von Testosteron schwächt die Haarfollikel, dadurch fallen die Haare schneller aus.
- Ab Mitte 40 steigt das Risiko für einen Östrogenmangel und der führt zu Volumen- und Fülleverlust bei den Haaren.
- Nach dem Absetzen der Pille kann die Haarpracht leiden. Dieser Zustand sollte sich nach einigen Monaten einpendeln. Wenn es nicht besser wird, sollten die weiblichen Hormone im Blut bestimmt und eventuelle Mängel bioidentisch aufgefüllt werden.

- Unabhängig von der Perimenopause bekommen manche Frauen auch genetisch bedingten Haarausfall, der meist ab 40 auftritt. Auch hier sollte ein Arzt sowohl die richtige Diagnostik durchführen als auch das passende Medikament verschreiben.

Kapitel 21

Meine persönlichen Tipps für Sie

Sie haben in diesem Buch unglaublich viele Tipps aus den unterschiedlichsten Lebensbereichen bekommen. In diesem Kapitel erfahren Sie meine ganz persönlichen Geheimnisse, wie ich gut, entspannt und schlank durch die Perimenopause gekommen bin. Vielleicht finden Sie ja ein paar Anregungen für sich selbst.

1. Thema Stress. Da ich einen Gendefekt habe, der verhindert, dass mein Körper Stresshormone wie Adrenalin und Noradrenalin abbaut (slow COMT), achte ich schon seit Jahren darauf, so wenig Stressoren in meinem Leben zu haben wie möglich. Aber wenn ich ehrlich bin, klappt das nicht immer. Auch in meinem Job gibt es anstrengende Phasen. Flüge und Züge fallen aus oder haben Verspätung. Ich bin durch eine heftige Trennung gegangen. Und wenn mir die Ärzte nicht helfen konnten oder wollten und ich während der Perimenopause mal wieder allein auf Lösungssuche gehen musste, hat mich das auch nicht kalt gelassen. Was ich allerdings beeinflussen kann, versuche ich stressfrei zu halten. Zum Beispiel trinke ich schon lange keinen koffeinhaltigen Kaffee mehr (sondern nur noch mit Wasserdampf entkoffeinierten Biokaffee), keinen Matcha, keinen schwarzen und grünen Tee, keine Cola oder Energydrinks. Ich schaue morgens als Erstes in die Sonne anstatt aufs Handy,

um meinen zirkadianen Rhythmus zu starten und so meiner Verdauung, meinen Hormonen und meiner Stimmung guten Morgen zu sagen. Sport mache ich bevorzugt morgens oder vormittags, damit mein Stresslevel bis zum Abend wieder natürlich sinken kann. Nicht nur, dass ich so gelassener durch den Tag komme, mein Blutzucker bleibt stabiler, ich schlafe besser, meine Hormone profitieren von weniger Stress, meine Haut, eigentlich mein ganzer Körper. Und ich nehme jeden Tag unterschiedliche Adaptogene: Rhodiola Rosea, CBD-Öl, L-Theanin, Glycin und Taurin.

2. Eng verbunden mit dem Thema Stress ist das Thema Schlaf. Denn ein erholsamer Schlaf ist die Basis eines gesunden Lebens, auch in der Perimenopause. Abends trage ich deshalb eine Blaulichtfilterbrille, wenn ich den Computer oder das Handy nutze oder Fernsehen schaue. Das sorgt dafür, dass die Melatoninproduktion nicht heruntergefahren wird und ich besser schlafe. Im Schlafzimmer gibt es Nachttischlampen, die neben dem hellen Licht gelbes (Kerzenschein) und rotes Licht (wie am Lagerfeuer) ausstrahlen. Auch das unterstützt die Produktion des Schlafhormons. Wegen des oben genannten Gendefekts nehme ich zusätzlich schon lange jeden Abend eine sehr hohe Dosis Melatonin, die nicht nur meinen Schlaf wesentlich verbessert, sondern auch meine Haut, weil Melatonin antioxidativ wirkt. Ich achte darauf, möglichst regelmäßig neun Stunden zu schlafen, um wirklich erholt zu sein. Das klappt leider nicht jede Nacht. Die WLAN-Router und die Stromleitungen um das Bett herum trenne ich jeden Abend vom Strom. Auf meinem Blutzuckertracker sehe ich so jeden Morgen, dass die Linie in der App sehr viel niedriger bleibt, als wenn ich

nachts dem Elektrosmog ausgesetzt bin. Und seitdem ich zweimal täglich vom 5. bis 25. Zyklustag meine perfekte Dosis Östradiolgel auf meinen Unterarm auftrage, schlafe ich wieder wie ein Baby ohne nächtliche Wachphase oder zu frühes Aufwachen zwei Stunden, bevor der Wecker klingelt.

3. In der Perimenopause habe ich gemerkt, wie wichtig für meinen Körper und meinen Stoffwechsel Proteine sind. Ich war nie ein großer Fleischesser, hatte sogar Phasen, in denen ich vegetarisch gelebt habe. Dazu muss ich allerdings sagen, dass es mir damit nicht hundertprozentig gut ging. Als ich angefangen habe, jeden Tag 100–130 Gramm reines Eiweiß zu essen, stabilisierte sich mein Blutzuckerspiegel, ich war nach den Mahlzeiten endlich richtig satt und hatte keinen Heißhunger auf Süßes, der Muskelaufbau funktionierte einfacher. Auf meinem Speiseplan stehen seitdem jeden Morgen vier Eier, Gurke und glutenfreies Brot mit Butter. Mittags Fisch oder Fleisch mit Gemüse oder einem Salat. Und abends gern ein Steak mit einer großen Portion Brokkoli zum Beispiel. Alle Lebensmittel kommen aus Bio- oder Demeter-Landwirtschaft, um meinen Körper nicht noch mehr Schadstoffen auszusetzen. Und ich esse so wenig verarbeitete Produkte wie möglich. In meinem Einkaufswagen landen Eier, Fleisch, Fisch aus Wildfang, Gemüse, glutenfreies Brot (backe ich auch oft selbst), Nüsse, Samen, Hülsenfrüchte und die richtigen Fette. Mehr dazu finden Sie im Kapitel »Ernährung« ab Seite 157.

4. Mindestens dreimal pro Woche gehe ich zum Kraftsport ins Fitnessstudio. Dadurch hat sich nicht nur meine Haltung verbessert, sondern mein Blutzucker ist dadurch viel stabiler geworden. Es fühlt sich einfach gut an, schwerere Din-

ge tragen zu können, und natürlich ist es auch schön, dass mein Bauch flach ist, die Oberschenkel fest und die Winkeärmchen verschwunden sind. Aber viel wichtiger sind mir die gesundheitlichen Vorteile und die waren definitiv schon nach einigen Wochen spürbar.

5. Ich habe zwar tolle ganzheitliche Ärzte an meiner Seite. Aber bei manchen Werten hatte selbst ich in den letzten Jahren Probleme, die richtige Diagnostik zu bekommen. Aber weil ich weiß, wie wichtig das ist, habe ich darauf bestanden und nicht lockergelassen. Und so kam dann eben doch nach monatelangem Kampf heraus, dass bei mir sowohl DHEA als auch Testosteron zu niedrig waren. Dank einer DHEA-Gabe wurde ich wieder wesentlich stressresilienter, gerade in der Phase, als meine Französische Bulldogge Enna todkrank war und schlussendlich in meinen Armen starb. Und dank des bioidentischen Testosterons konnte ich endlich Muskeln aufbauen und abnehmen.
6. In den letzten Jahren bin ich ein großer Fan der bioidentischen Hormonersatztherapie geworden. Dazu muss man wissen, dass ich schon seit über zehn Jahren bioidentische Progesteroncreme benutzt habe. Und die hat bei mir eine unglaubliche Wirkung gehabt: Die Schilddrüsenhormone haben plötzlich viel besser *gewirkt,* und ich konnte die tägliche Dosis reduzieren, dank des Progesterons. Mittlerweile nehme ich Progesteron in Kapselform in der zweiten Zyklushälfte nach dem Eisprung. Eine ähnlich positive Wirkung habe ich beim Östradiolgel gespürt, um das ich sehr kämpfen musste: Dann endlich konnte ich wieder durchschlafen bis zum Weckerklingeln. Ich habe auch nicht mehr so geschwitzt und komisch gerochen. Mein Blutzuckerspie-

gel hat sich stabilisiert, Falten verschwanden, meine Oberlippe wurde wieder voller, ich konnte wieder besser sehen, meine Schleimhäute waren nicht mehr so trocken. Deshalb bin ich froh, dass sich immer mehr führende Ärzte für den frühen Einsatz einer bioidentischen Hormonersatztherapie einsetzen. Denn je früher man beginnt, desto mehr Erkrankungen im Alter kann man verhindern. Natürlich nur, wenn es der Patientin damit besser geht und die optimale Dosis gefunden werden kann.

7. Ich leide seit meinen 20ern unter der Autoimmunerkrankung Hashimoto Thyreoiditis und damit eben auch unter einer Schilddrüsenunterfunktion. Ich habe schnell gemerkt, dass ich besser mit den Perimenopausen-Symptomen zurechtkomme, je optimaler ich mit Schilddrüsenhormonen eingestellt bin. Und das sehe ich auch genauso bei meinen Klientinnen: Die freien Werte fT3 und fT4 ins Optimum zu bringen, lässt einige körperlichen Probleme verschwinden oder zumindest besser werden wie Gewichtszunahme, Müdigkeit, Sehstörungen, Verstopfung, Haarausfall, Muskelschmerzen und vieles andere. Dabei muss man gar nicht mit einer Unterfunktion in die Perimenopause gegangen sein. Die Schilddrüse schwächelt auch in dieser Lebensphase und braucht Unterstützung.

Zusammenfassung

- Mir hat in der Perimenopause am meisten geholfen, Stress zu reduzieren und meinen Schlaf zu priorisieren.
- Ich achte bei meiner Ernährung darauf, 100 bis 130 Gramm Eiweiß und 30 Gramm Ballaststoffe zu essen. Zusätzlich kaufe ich alles im Bioladen ein, um weniger Umweltschadstoffe und Pestizide aufzunehmen.
- Dreimal pro Woche mache ich Krafttraining, was meinen Blutzuckerspiegel wesentlich verbessert hat.
- Und ich habe in der Perimenopause sehr für eine ausführliche Diagnostik gekämpft. Nur so konnte ein DHEA- und Testosteronmangel entdeckt werden.
- Ich bin ein großer Befürworter der bioidentischen Hormonersatztherapie. Allerdings nur, wenn sie der Betroffenen Besserung verschafft. Für mich waren bioidentisches Progesteron zu Beginn der Perimenopause und Östradiol mit 47 die Gamechanger.
- Die Schilddrüse hat einen immensen Einfluss auf den ganzen Körper. In der Perimenopause spürt man das noch mehr. Für mich als Hashimoto-Patientin ist die optimale Einstellung der Schilddrüsenhormone gerade jetzt umso wichtiger, weil ich damit typische Perimenopausen-Symptome wie Gewichtszunahme, Müdigkeit, Haarausfall, Muskelschmerzen und vieles mehr deutlich verbessern kann.

Kapitel 22

Am Ende kommt die Umsetzung: der Kampf mit dem Frauenarzt

Eine der am meisten gestellten Fragen bei Vorträgen und wenn ich mich mit Frauen unterhalte, die Hashimoto haben und/oder in der Perimenopause sind, ist: »Und wie erkläre ich das meinem Arzt?« Oder: »Und wie bekomme ich meinen Frauenarzt dazu, das zu testen oder mir das zu verschreiben?« Ich weiß, dass Sie in diesem Buch viele Informationen erhalten, von denen Ihr Arzt wahrscheinlich noch nie etwas gehört hat und es dementsprechend ungern umsetzen möchte. Aber nur mit den richtigen Blutwerten (oder Speichelwerten), also einer optimalen Diagnostik, und den richtigen bioidentischen Hormonen kommen Sie in der Perimenopause zurück zu Ihrem Wohlbefinden, zu Ihrem Wunschgewicht, Ihrem Schlafrhythmus – ganz allgemein wieder zu sich selbst.

Sie können natürlich keinen Arzt zwingen, Sie so zu behandeln, wie Sie das möchten. Aber prinzipiell kommt man immer weiter, wenn man vorbereitet ist, sobald man eine Arztpraxis betritt. Überlassen Sie dem Halbgott in Weiß nicht das Gespräch, sondern machen Sie von vornherein klar, was *Sie* möchten. Und das mit freundlichem Nachdruck. Informieren Sie sich vorab, welche Blutwertmessungen die gesetzliche Krankenkasse zahlt (wenn Sie nicht privat versichert sind) und welche nicht. Bieten Sie von sich aus an, die Kosten für die Werte selbst zu übernehmen, die Ihre Kasse nicht zahlt. Damit haben Sie meist schon mal einen Fuß in der Tür. Denn die meisten Absagen kommen daher, dass der jeweilige Arzt die Kosten selbst tragen müsste – und da hat er als Chef eines Wirtschaftsunternehmens (seiner Praxis) natürlich keine Lust drauf. Und je mehr Diagnostiken Mediziner machen, die von Krankenkassen nicht vorgesehen sind, desto weniger Geld bekommen sie schlussendlich am Ende des Monats überwiesen. So machen sie jeden Monat Minus, und das will kein Geschäftsmann. Ist ja logisch. Wir könnten uns jetzt noch lange über das deutsche Gesundheitssystem unterhalten und schimpfen. Aber das bringt Sie Ihrer Diagnose und Ihrem Wohlbefinden auch nicht näher. Deshalb bleiben wir beim Thema.

Das Wichtigste ist, sich einen Fragenkatalog aufzuschreiben. Wahrscheinlich werden Sie in der Sprechstunde nicht alle Fragen loswerden können, aber Sie haben mit diesem Fragenkatalog etwas in der Hand, an dem Sie sich entlanghangeln können und beginnen nicht zu stottern. Und: Schreiben Sie genau Ihre Symptome auf. Was hat sich verändert? Wann hat das alles angefangen? Hier ein paar Stichpunkte, damit Sie eine Vorstellung haben, was auf Ihrem Zettel stehen könnte:

- Zykluslänge – über die letzten Monate: …
- Blutungsdauer – wie lange ist Ihre Regel und hat sich das verändert? …
- Blutungsstärke: …
- Zwischenblutungen: …
- Wann gingen die Veränderungen los? …

Und dann schreiben Sie noch Ihre aktuellen Symptome auf wie zum Beispiel:

- Brustspannen
- Wassereinlagerungen
- Gewichtszunahme – bei dem Thema winken die meisten Ärzte ab, daher nicht zuerst anbringen
- Migräne und Kopfschmerzen
- Gelenkbeschwerden
- Haarausfall
- plötzlich wachsende Haare im Gesicht
- Schlafstörungen – frühes Aufwachen, nachts aufwachen oder nicht einschlafen können
- Reizbarkeit und Stimmungsschwankungen
- Ängste, Depressionen, Panikattacken
- Brain Fog und Konzentrationsstörungen
- Hitzewallungen, nächtliches Schwitzen
- Verdauungsbeschwerden
- plötzlich aufgetretene Unverträglichkeiten, Allergien und Histaminprobleme
- trockene Schleimhäute – auch Augen und Nasen
- Sehprobleme
- Inkontinenz
- Blasenentzündungen
- Libidoverlust

Wenn Sie möchten, tippen Sie das alles in ein Dokument im Computer und drucken Sie es für den Arzt zusätzlich aus. So kann er noch mal nachlesen, was Sie ihm parallel erzählen – und hoffentlich die für Sie richtigen Schlüsse daraus ziehen.

Ich bin ganz ehrlich zu Ihnen: Das kann auch schiefgehen. Es gibt Ärzte, die auf so informierte Patienten gar keine Lust haben. Das habe ich erst vor kurzer Zeit selbst bei einer Ärztin erlebt. Die habe ich einfach mit meiner Art und meinem Wissen überfahren – und sie total verunsichert. Ärzte sind eben auch nur Menschen. Aber wenn Sie das Glück haben, an ein einigermaßen offenes Exemplar zu geraten, dann können Ihre Aufzeichnungen dabei helfen, den Arzt auf die richtige Fährte zu locken. Und da wollen wir ihn ja haben. Wenn er Sie nicht so ernst nimmt, wie Sie das möchten, dann suchen Sie sich einen anderen Mediziner. Vielleicht haben Freundinnen gute Erfahrungen mit einem gemacht. Fragen Sie herum, sammeln Sie Empfehlungen ein – und probieren Sie diese dann aus. Sie wissen, Sie sind bestens vorbereitet. Sie schaffen das!

Zusammenfassung

- Ärzte können ein großes Problem sein auf dem Weg zurück zum Wohlbefinden in der Perimenopause.
- Ohne eine ausführliche Diagnostik und Rezepte für bioidentische Hormone ist es fast unmöglich, wieder man selbst zu werden.
- Sie können Ihre Chancen erhöhen, wenn Sie gut vorbereitet zu einem Arzttermin gehen.
- Schreiben Sie all Ihre Fragen auf und alle Symptome, dazu die folgenden Infos zu Ihrem Zyklus: Wie lange war er in den letzten Monaten? Wie lange dauert die Blutung? Gibt es Zwischenblutungen? Im besten Fall haben Sie auch eine Kopie für Ihren Arzt dabei.
- Bieten Sie zusätzlich an, Blutwertmessungen, die die gesetzliche Krankenkasse nicht übernimmt, selbst zu zahlen. Das verbessert Ihre Position.

- Das garantiert alles nicht, dass der Arzt Sie ernst nimmt. Aber Sie fühlen sich sicherer und werden schon dadurch anders wahrgenommen.
- Wenn ein Arzt Sie nicht so ernst nimmt, wie Sie das möchten, dann suchen Sie sich einen anderen Mediziner.

Danksagung

Dieses Buch entstand in einem der herausforderndsten Jahre meines Lebens. Nicht nur, weil ich selbst mitten in der Perimenopause steckte. Deshalb ist es für mich umso emotionaler, all den Menschen zu danken, die in dieser Zeit an meiner Seite waren und mich unterstützt haben:

Allen voran dem mvg Verlag, meinem schriftstellerischen Zuhause seit über zehn Jahren. Liebe Dr. Sandra Krebs und liebe Birgit Reiter: Ich glaube, wir haben da (mal wieder) etwas Tolles zusammen auf die Beine gestellt! Danke für die fruchtbare Zusammenarbeit!

Dr. Susanne Esche-Belke, eine wundervolle Freundin, tolle Ärztin und Spezialistin, wenn es um Hormone und Frauengesundheit geht. Sie hat das großartige Vorwort ganz am Anfang des Buches geschrieben. Danke, liebe Susanne!

Juliane Broß, Nicole Brämer und das wunderbare Agentur-Team von SGC – danke für unsere leichte, verständnisvolle und erfolgreiche Zusammenarbeit. Ich habe mich schon nach dem ersten Gespräch verstanden und bestens bei Ihnen aufgehoben gefühlt.

Meine Eltern kommen in jeder Danksagung in jedem Buch vor. Aber die letzten Monate waren sie mir die größte Stütze und der stärkste Antrieb. Danke für eure unerschütterliche Liebe und Unterstützung! Ich liebe euch, Mama und Papa.

Wenn es mal nicht so läuft im Leben, dann merkt man erst wirklich, wer da ist, tröstet, unterstützt, zuhört, aufbaut, ermutigt, anruft und so vieles mehr. Werner, Patrick, Harold, Henning, Bastien, Anna – danke für die vielen Stunden, die ihr für mich da wart. Und auch für die große Unterstützung und Motivation bei der Entstehung dieses Buches.

Und last but not least: Dr. Til Steinmeier und Dr. Harold Eymer, meine beiden ärztlichen Mentoren. Seit 20 Jahren stehen sie für jede meiner Fragen zur Verfügung. Ich kenne niemanden, der sich in so vielen medizinischen Bereichen so umfassend auskennt, wie diese beiden. Danke für immer offene Ohren und die vielen hilfreichen Antworten auf meine unzähligen Fragen.

Anhang

Bezugsadressen

Biodentische Hormone

Die Klösterl-Apotheke in München hat eine lange Tradition und ist eine zuverlässige, professionell arbeitende und sehr nette Bezugsquelle für bioidentische Hormonpräparate wie Progesteroncreme oder auch Kapseln – genau wie die Receptura Apotheke in Frankfurt am Main. Ihr Arzt oder Sie selbst müssen das Rezept für Ihr Medikament dorthin schicken – oder vor Ort vorbeibringen, wenn Sie in der Nähe wohnen. Auf den Webseiten finden Sie die Kontaktdaten und die Informationen zur richtigen Bestellung.

www.kloesterl-apotheke.de
www.receptura.de

Blaulichtfilterbrille

Das Beste wäre, abends weder TV noch Handy oder PC zu nutzen. Wegen des blauen Lichts, das die Produktion unseres Schlafhormons Melatonin unterdrückt. Ich liebe deshalb meine Blaulichtfilterbrille von Lichtblock seit Jahren heiß und innig. Meine Bücher wie dieses schreibe ich eigentlich immer abends. Und dank der Brille kann ich danach selig schlummern. Die Brillen aus der Sleep-Serie sehen nicht nur schick aus, sondern schützen auch unsere Augen, unseren Schlaf und damit unser Nervensystem.

www.lichtblock.shop

DHEA

Unser Jugendlichkeitshormon bekommt man in Deutschland offiziell nur auf Rezept in der Apotheke. Mittlerweile hat man aber auch die Chance, es ganz legal im Internet zu bekommen – in kontrollierter Qualität und sogar in der Keto-Variante, die nicht in Testosteron umgewandelt wird. Aber bitte immer vorab im Blut testen lassen, ob überhaupt Bedarf besteht, und vernünftig einsetzen. Dann kann DHEA Sie stressresilienter und allgemein stabiler machen.

www.bono.de

Infos zum Thema Hashimoto

Hashimoto Deutschland – auf dieser Seite findet man Infos über die Autoimmunerkrankung, den im Schilddrüsen-Kapitel erwähnten Werterechner zur Umrechnung der freien Werte in Prozent, einen Ärztefinder und die Möglichkeit, sich zu Vorträgen und Seminaren zum Thema Hashimoto anzumelden.

www.hashimoto-deutschland.de

Kälbernebennierentabletten

Bei einer Nebennierenschwäche empfiehlt der amerikanische Arzt und Bestsellerautor Dr. James Wilson in seinem Buch *Grundlos erschöpft?* Tabletten aus gefriergetrockneten Kälbernebennieren als wirksame und nebenwirkungsfreie Alternative zu Cortison. Ich habe diese Tabletten ein paar Monate lang genommen und war begeistert von der schnellen Wirkung. Allerdings sollte man auch rechtzeitig wieder anfangen, sie langsam abzusetzen, auszuschleichen sozusagen. Das Präparat »Cytozyme-AD« von Biotics bekommt man günstiger in Onlineapotheken als bei der Apotheke um die Ecke. Auch wenn natürlich nichts dagegenspricht, diese zu unterstützen. Geben Sie den Namen einfach mal bei Google ein.

Koffeinfreier Biokaffee

Weil auch ich ab und zu Lust auf Kaffee habe, allerdings ohne die stressigen Nebenwirkungen, habe ich immer den Biokaffee aus Fairtrade-Anbau von no coffee zu Hause, der zudem auch noch mit Wasserdampf anstatt mit giftigen Chemikalien entkoffeiniert ist. Ein weiterer Vorteil: Mithilfe der Sorten mit 75 Prozent, 50 Prozent und 25 Prozent Koffein können Sie sich ganz langsam von der Droge entwöhnen, ohne unschöne Nebenwirkungen zu bekommen.

www.no-coffee.de

Nahrungsergänzungsmittel

Ob Eisen, Magnesium, Omega 3 oder Adaptogene – bei diesen Firmen finden Sie alles, was Sie an Mikronährstoffen und Co. in sehr guter Qualität in der Perimenopause brauchen:

www.biogena.com
www.lebenskraftpur.de
www.hansegruen.de
www.sunday.de

Speziell für Omega 3:
Norsan – Omega 3 in hochwertiger Form. Verschiedene Öle, auch vegan und für Kids. Beste Qualität mit niedrigem TOTOX-Wert zur optimalen Versorgung.

www.norsan.de

Rezeptfreie natürliche Schilddrüsenhormone vom Schwein oder Rind

Wenn Sie Hashimoto oder eine Schilddrüsenunterfunktion haben und Ihr Arzt sich weigert, Sie mit einem Rezept für das stoffwechselaktive Hormon T3 oder natürliche Schilddrüsenhormone auszustatten, gibt es (zum Glück noch) Rettung: »Metavive« kann man rezeptfrei in den Niederlanden bestellen. Achten Sie darauf, dass Sie nicht auf der britischen Webseite landen und dort bestellen. Dank des Brexits könnte Ihre Sendung dann nämlich beim Zoll landen. Wenn es schlecht läuft, behalten die Beamten die Kapseln ein – oder Sie müssen unnötige Gebühren zahlen.

www.the-natural-choice.com

Sauberes Wasser

Wir nehmen viele Umweltschadstoffe durch Leitungs- und Flaschenwasser auf, die eine negative Wirkung auf unsere (Hormon-) Gesundheit haben. Um dem zu entgehen, ist in meinen Haushalt vor längerer Zeit der Wasserfilter von Aquos Monic eingezogen. Umkehrosmose mit leichter Remineralisierung plus Quellwasserqualität, besser geht's nicht. Die Firmengründer David und Lukas Kölbach und deren Mitarbeiter stehen Ihnen bei Fragen Rede und Antwort. Hier finden Sie den Kontakt und alle Infos:

www.aquosmonic.com

Bücher

Blutzucker

Jessie Inchauspé: *Der Glukose-Trick. Schluss mit Heißhunger, schlechter Haut und Stimmungstiefs – Wie man der Achterbahn des Blutzuckerspiegels entkommt.* Heyne 2022.

Frauengesundheit & Hormone

Vanessa Blumhagen und Anna Funck: *Gesund, stark, schön. So geht Frauengesundheit heute. Nie wieder Gewichtsprobleme, Verdauungsstörungen, dicke Augen & Co.* mvg 2023.

Dr. Susanne Esche-Belke; Dr. Suzann Kirschner Brouns: *Midlife-Care: Wie wir die Lebensmitte meistern und die Kraft unserer Hormone nutzen.* Lübbe Life 2020.

Maisie Hill: *Perimenopause Power. Navigating your hormones and the journey to menopause.* Green Tree 2021.

Dr. Heather Hirsch: *The Perimenopause Survival Guide: Make Sense of Your Symptoms and Build Your Personalized Treatment Plan.* Balance 2025.

Dr. Michael E. Platt: *Die Hormon Revolution: Spektakuläre Behandlungserfolge mit bioidentischen Hormonen …* VAK 2014.

Dr. Mariza Snyder: *The Perimenopause Revolution. Reclaim your hormones, metabolism & energy.* Hay House Inc. 2025.

Histamin

Kyra und Sascha Kauffmann: *Der Histamin-Irrtum. Weg von Radikaldiäten und Verbotslisten – die Formel für ein gesundes Leben mit Histamin.* VAK 2021.

Leber

Andreas Moritz: *Die wundersame Leber- und Gallenblasenreinigung. Ein kraftvolles, selbst durchführbares Verfahren für mehr Gesundheit und Vitalität.* Unimedica 2014.

Mikronährstoffe

Helena Orfanos-Boeckel: *Nährstoff-Therapie: Orthomolekulare Medizin & Bioidentische Hormone: Mangel ausgleichen, Beschwerden lindern, Alterungsprozesse aufhalten.* Trias 2022.

Schilddrüse und Hashimoto

Vanessa Blumhagen: *Jeden Tag wurde ich dicker und müder: Mein Leben mit Hashimoto.* mvg 2021.

Vanessa Blumhagen: *Die Hashimoto-Diät: Wie Sie trotz Ihrer Krankheit schlank und fit werden und sich in Ihrem Körper wohlfühlen.* mvg 2014.

Dr. med. Berndt Rieger: *Schilddrüsenknoten. Warum sie entstehen. Wie man sie heilen kann.* F.A. Herbig Verlagsbuchhandlung GmbH 2016.

Stress

Vanessa Blumhagen und Anna Funck: *Die Stressmanagerinnen: So kommen Sie entspannt durch den Wahnsinn des Alltags. Endlich Schluss mit Nervenzusammenbrüchen, Hormonchaos und Schlafstörungen.* mvg 2025.

Israa Nasir: *Toxic Productivity. Reclaim Your Time and Emotional Energy in a World That Always Demands More.* Bridge City Books 2024.

Shawn M. Talbott und William J. Kraemer: *The Cortisol Connection. Why stress makes you fat and ruins your health – and what you can do about it.* Hunter House Inc. 2007.

Dr. med. James L. Wilson: *Grundlos erschöpft? Nebennierenschwäche – das Stress-Syndrom des 21. Jahrhunderts.* Goldmann 2011.

Quellen

1 https://pubmed.ncbi.nlm.nih.gov/?term=Prostata und https://pubmed.ncbi.nlm.nih.gov/?term=perimenopause

2 https://www.sozialpolitik-aktuell.de/files/sozialpolitik-aktuell/_Politikfelder/Bevoelkerung/Datensammlung/PDF-Dateien/abbVIII3.pdf

3 https://pubmed.ncbi.nlm.nih.gov/33870115/
https://www.hormonspezialisten.de/sexualhormone/testosteron/testosteron-bei-frauen/

4 Alissa Vitti: *Dein Powerzyklus: Wie du die Phasen deiner Periode nutzen kannst um erfolgreich zu arbeiten, zu trainieren und zu regenerieren.* München, Goldmann, 2024.
Alissa Vitti: *In the Flo: Unlock Your Hormonal Advantage and Revolutionize Your Life.* HarperCollins, 2021.

5 https://pubmed.ncbi.nlm.nih.gov/33870115/

6 https://www.schilddruesenliga.de/2024/08/21/pressemitteilung-marz-2024/

7 https://www.journalmed.de/news/deutsche-leiden-unter-schlafproblemen

8 https://www.dggg.de/presse/pressemitteilungen-und-nachrichten/autoren-der-whi-studie-bedauern-fehlinterpretation-von-studiendaten

9 https://www.n-tv.de/wissen/USA-heben-schaerfste-Warnung-vor-Hormonersatztherapie-auf-id30004571.html

10 https://www.tagesschau.de/wissen/forschung/titandioxid-100.html;
11 https://pubmed.ncbi.nlm.nih.gov/26848183/
12 https://www.drmed-reiss.com/bioidentisches-oestrogen/gel-anwendung/
13 https://www.dge.de/presse/meldungen/2011–2018/wie-viel-protein-brauchen-wir/
14 https://xbyx.de/blogs/magazin/frauen-ab-40-brauchen-proteine
15 https://www.aerzteblatt.de/news/herzinfarkt-fda-will-trans-fettsaeuren-verbannen-7c49f786-bcd0–4328–9daa-72ee-b3eb5864
16 https://www.vitalstoffmedizin.ch/wirkstoff/vitamin-c-l-ascorbinsaeure/
17 https://pmc.ncbi.nlm.nih.gov/articles/PMC7871530/
18 https://pmc.ncbi.nlm.nih.gov/articles/PMC7871530/
https://pubmed.ncbi.nlm.nih.gov/35946443/
https://pubmed.ncbi.nlm.nih.gov/34817092/
https://pubmed.ncbi.nlm.nih.gov/33207669/
19 https://xbyx.de/blogs/magazin/muskelabbau-im-alter
20 https://gigasnutrition.com/collections/diindolyl-methan-glucosinolate

Alle Links zuletzt abgerufen am 16.02.2026

Literatur- und Quellenverzeichnis nach Kapiteln

Vorwort

https://pubmed.ncbi.nlm.nih.gov/?term=Prostata

https://pubmed.ncbi.nlm.nih.gov/?term=Perimenopause

1. Perimenopause – was ist das genau?

Dr. Heather Hirsch: *The Perimenopause Survival Guide: Make Sense of Your Symptoms and Build Your Personalized Treatment Plan.* Balance 2025.

https://menopause-zentrum.com/warum-neue-symptome-in-der-perimenopause/

https://menopause-zentrum.com/perimenopause/

https://xbyx.de/blogs/artikel/perimenopause-adv-ga-v2-b?adb_ad_id=787617488531&adb_ad_source=google&adb_click_id=Cj0KCQiA4pvMBhDYARIsAGfgwvygTJqDsQoF3Gzn20K9j-vKxSmmKBCK8EW3c3 hZdQiJwnWbnqQWYYaArj2EALw_wcB&adb_campaign_id=23329637008&adb_adgroup_id=190028738296&adb_target_id=kwd-1637165826123&adb_placement=&adb_target=&gc_id=23329637008&h_ad_id=787617488531&utm_source=google&utm_medium=&utm_campaign=23329637008&utm_content=190028738296&utm_

term=perimenopause+was+ist+das&gad_source=1&gad_campaignid=23329637008&gbraid=0AAAAC0POKgS_2nwIdVKPPWMmJ4bjLvjN&gclid=Cj0KCQiA4pvMBhDYARIsAGfgwvygTJqDsQoF3Gzn20K9j-vKxSmmKBCK8EW3c3_hZdQiJwnWbnqQWYYaArj2EALw_wcB

https://drvivienkarl.com/blogs/wissen/perimenopause

https://menopause-zentrum.com/was-sie-in-der-perimenopause-erwartet/

https://ada.com/de/conditions/menopause/

2. Progesteron – das erste Hormon, das sich verabschiedet

https://www.progesteron.de/progesteron/progesteronmangel

https://www.netdoktor.de/laborwerte/progesteron/mangel/#wie-aeussert-sich-ein-progesteronmangel

https://www.barmer.de/gesundheit-verstehen/koerper/hormone/progesteron-1282864

https://www.drlouisenewson.co.uk/knowledge/progesterone-intolerance

3. Östrogen – erst zu viel davon, dann zu wenig

Dr. Susanne Esche-Belke & Dr. Suzann Kirschner Brouns: *Midlife-Care: Wie wir die Lebensmitte meistern und die Kraft unserer Hormone nutzen.* Lübbe Life 2020.

https://xbyx.de/blogs/artikel/oestrogenmangel-symptome-ursachen-behandlung?adb_ad_id=689201565117&adb_ad_source=google&adb_click_id=Cj0KCQiAsY3LBhCwARIsAF6O6Xj1-DwS1wqEsbIh98eX127KVC4d4FNVCCRvu4 mK8eoqb6Asakpa26kaAi_PEALw_wcB&adb_campaign_id=20973882672&adb_adgroup_id=156905561206&adb_target_id=kwd-377116767077&adb_placement=&adb_tar-

get=&gc_id=20973882672&h_ad_id=689201565117&utm_source=google&utm_medium=&utm_campaign=20973882672&utm_content=156905561206&utm_term=östrogenmangel+symptome&gad_source=1&gad_campaignid=20973882672&gbraid=0AAAAAC0POKg-P7Rig7E7f4NG2jgZZEqQDM&gclid=Cj0KCQiA-sY3LBhCwARIsAF6O6Xj1-DwS1wqEsbIh98eX127KVC-4d4FNVCCRvu4mK8eoqb6Asakpa26kaAi_PEALw_wcB

https://fenou.eu/blogs/gewicht/warum-nehme-ich-nicht-ab?srsltid=AfmBOorKUWsIccW3hkZLX-mAhQzQ-8ZwOCW2jmFNiYlvMZUAE-radzXEp

4. DHEA – das unbekannte Jugendlichkeitshormon

Vanessa Blumhagen & Anna Funck: *Die Stressmanagerinnen: So kommen Sie entspannt durch den Wahnsinn des Alltags. Endlich Schluss mit Nervenzusammenbrüchen, Hormonchaos und Schlafstörungen.* mvg 2025.

Dr. Susanne Esche-Belke & Dr. Suzann Kirschner Brouns: *Midlife-Care: Wie wir die Lebensmitte meistern und die Kraft unserer Hormone nutzen.* Lübbe Life 2020.

https://www.urologie-am-prinzipalmarkt.de/dhea-wechseljahre/

Prof. Dr. Dietrich Grönemeyer: *Natürlich altern! Fit bis 100 mit der Grönemeyer-Formel.* Südwest Verlag 2025.

5. Testosteron – Frauen haben mehr davon als vermutet

https://www.drmed-reiss.com/wechseljahresbeschwerden/sexualitaet-wechseljahre/testosteron-therapie/

https://www.deutschesportakademie.de/blog/webinarreihe-testosteron

https://www.fernarzt.com/wissen/laborwerte/testosteron/
https://deximed.de/home/klinische-themen/gynaekologie/patienteninformationen/tumoren/polyzystisches-ovarsyndrom-pco-syndrom

6. Pregnenolon – das unbekannte Hormon

https://www.hormonzentrum-an-der-oper.de/hormone/hormone-von-a-z/pregnenolon.html
https://ganzheitlichemedizin.de/pregnenolon/
https://menopause-zentrum.com/lexikon-artikel/pregnenolon/
https://www.klinik-st-georg.de/pregnenolon/

7. Melatonin – und plötzlich kann man nicht mehr schlafen

https://pubmed.ncbi.nlm.nih.gov/27500468/
https://pubmed.ncbi.nlm.nih.gov/9062869/
https://onlinelibrary.wiley.com/doi/abs/10.1111/j.1600–079X.1997.tb00301.x?sid=nlm%3Apubmed
https://www.myfairtrade.com/ratgeber/melatonin.html
https://www.ptaheute.de/aktuelles/2025/03/21/arzneimittel-mit-melatonin-welche-gibt-es
https://www.dr-johanna-budwig.de/blogs/wissenswertes/schlaflos-in-den-wechseljahren-so-findest-du-zurueck-zu-erholsamen-naechten?srsltid=AfmBOoq9OGmZ1y4ptTtnquWIgeWO-auBFOYoxm07kfoY0dGixsqMTH7c

8. Insulin – das Fettverbrennungsstopp-Hormon

https://flexikon.doccheck.com/de/Insulin
https://zanadio.de/abnehmen/insulinspiegel/
https://www.sanitas.com/de/magazin/koerper/ernaehrung/insulinresistenz.html

https://www.diabetiker-nds.de/news/meldung/news/insulin-wirkt-bei-frauen-je-nach-zyklus-und-alter-unterschiedlich-stark-auf-das-gehirn

9. Die Schilddrüse – der Einfluss von TSH, fT3 und fT4

Vanessa Blumhagen: *Jeden Tag wurde ich dicker und müder: Mein Leben mit Hashimoto.* mvg 2021.

Vanessa Blumhagen: *Die Hashimoto Diät: Wie Sie trotz Ihrer Krankheit schlank und fit werden und sich in Ihrem Körper wohlfühlen.* mvg 2014.

https://www.schilddruesenliga.de/2024/08/21/pressemitteilung-marz-2024/

https://xbyx.de/blogs/magazin/schilddruese-oder-schon-die-perimenopause

10. Wichtige Blut- und Speichelwerte in der Perimenopause – und wann sie bestimmt werden sollten

https://vidafertility.com/de/fsh-follikelstimulierende-hormon-fertilitaet/

https://www.vitalarzt-marquardt.de/vitamin-d3-rechner/

https://www.burgerstein-foundation.ch/de-DE/fachbereich/aktuelles-aus-wissenschaft-praxis/der-omega-3-index-ein-laborparameter-mit-hoher-praventiver-bedeutung

https://glucura.de/homa-index-werte-und-aussagekraft/

https://www.imd-berlin.de/fachinformationen/diagnostikinformationen/i-fabp-und-zonulin-zwei-serummarker-zum-nachweis-einer-gestoerten-darmbarrierefunktion

11. Cortisol und Stress – der Grund für das ganze Perimenopausen-Chaos

Vanessa Blumhagen & Anna Funck: *Die Stressmanagerinnen: So kommen Sie entspannt durch den Wahnsinn des Alltags. Endlich Schluss mit Nervenzusammenbrüchen, Hormonchaos und Schlafstörungen.* mvg 2025.

https://www.nutri-plus.de/blog/wieso-cortisol-deinen-muskelaufbau-hemmt?srsltid=AfmBOor477rZTE164n2Iig0Idh3q-ubfB_M17bWEeTRGlxHkmo9aRAD4

12. Bioidentische Hormonersatztherapie – ja oder nein?

Dr. Susanne Esche-Belke & Dr. Suzann Kirschner Brouns: *Midlife-Care: Wie wir die Lebensmitte meistern und die Kraft unserer Hormone nutzen.* Lübbe Life 2020.

https://www.mayoclinicproceedings.org/article/S0025–6196(11)60072–4/fulltext

https://www.n-tv.de/wissen/USA-heben-schaerfste-Warnung-vor-Hormonersatztherapie-auf-id30004571.html

https://www.ndr.de/ratgeber/gesundheit/Bioidentische-Hormone-in-Wechseljahren-Nutzen-und-Risiken-,hormone110.html

https://www.drmed-reiss.com/bioidentisches-oestrogen/gel-anwendung/

https://menopause-zentrum.com/lexikon-artikel/estriol/

https://www.tagesschau.de/wissen/forschung/titandioxid-100.html

https://service.besins-healthcare.de/utrogest/gi/utrogest-100 mg-gebrauchsinformation-besins-healthcare.pdf

Pedro A Ruiz, Belen Morón, Helen M Becker, Silvia Lang, Kirstin Atrott, Marianne R Spalinger, Michael Scharl, Kacper A Wojtal, Anne Fischbeck-Terhalle, Isabelle Frey-Wagner, Martin Hausmann, Thomas Kraemer, Gerhard Rogler. Titanium dioxide nanoparticles exacerbate DSS-induced colitis: role of the NLRP3 inflammasome. Gut. July 2017. DOI:10.1136/gutjnl-2015–310297, online unter: https://pubmed.ncbi.nlm.nih.gov/26848183/,

13. Ernährung – hormonfreundlich essen ist nicht nur gut für die Figur

https://www.nutrition-hub.de/post/experten-proteinzufuhr

https://www.ernaehrungsberatung-bei-autoimmunkrankheiten.de/ernaehrungsmagazin/warum-ich-auf-milch-verzichte-und-warum-du-das-auch-tun-solltest

https://www.ndr.de/ratgeber/verbraucher/aquakultur-wie-nachhaltig-ist-zuchtfisch,aquakultur164.html

https://www.ndr.de/ratgeber/gesundheit/Kohlenhydrate-Welche-sind-gesund-welche-lieber-meiden,kohlenhydrate114.html

https://xbyx.de/blogs/artikel/die-besten-proteinquellen?adb_ad_id=750862946328&adb_ad_source=google&adb_click_id=Cj0KCQiAgbnKBhDgARIsAGCDdldAA5peeljW4HNVrw-z3_XKWuaTjvw8HabgXu3zmF9VdOzhWOrzbCoaAtx1EALw_wcB&adb_campaign_id=22519682877&adb_adgroup_id=187659919868&adb_target_id=kwd-251667961&adb_placement=&adb_target=&gc_id=22519682877&h_ad_id=750862946328&utm_source=google&utm_medium=&utm_campaign=22519682877&utm_content=187659919868&utm_term=eiweiss&gad_source=1&gad_campaignid=22519682877&gbraid=0AAAAAC-0POKiXFrseqsRwuSjbtuLCxnKY8&gclid=Cj0KCQiAgbnKBhDgARIsAGCDdldAA5peeljW4HNVrw-z3_XKWuaTjvw8HabgXu3zmF9VdOzhWOrzbCoaAtx1EALw_wcB

https://nobodytoldme.com/artikel/die-5-besten-ernaehrungs-tricks-fuer-die-peri-menopause/

https://www.aerzteblatt.de/news/herzinfarkt-fda-will-trans-fettsaeuren-verbannen-7c49f786-bcd0–4328–9daa-72ee-b3eb5864

14. Mikronährstoffe – weil sie uns allen in der Perimenopause fehlen

Kyra und Sascha Kauffmann: *Jod: Das Standardwerk zum vergessenen Heilmittel.* Riva 2019

https://pubmed.ncbi.nlm.nih.gov/40854087/

https://www.sport-checkup.de/vitalstoffrechner-vitamin-d3

https://hormone-nbg.de/vitamin-d-hormon/

https://www.vitalstoffmedizin.ch/wirkstoff/vitamin-c-l-ascorbinsaeure/

https://www.heilpraktikerin-lena-brauer.de/2018/10/13/vitamin-c-das-supertalent/

15. Muskelaufbau – Muskeln sind nicht nur fürs gute Aussehen wichtig

https://christinelohr.de/muskelaufbau-wechseljahre-kraft-regeneration/

https://xbyx.de/blogs/magazin/warum-wir-ab-den-wechseljahren-die-kraft-trainieren-muessen

https://schlosspraxis.net/hormone/abnehmen-mit-natuerlichen-hormonen/

https://www.fitforfun.de/abnehmen/schlank-ohne-sport/schlank-schlafen_aid_10232.html

https://endokrinologie.bayern/blog/abnehmen-und-hormone-was-man-wissen-sollte/

16. Die Leber – wenn ihr alles zu viel wird

https://www.aerzteblatt.de/news/bei-der-frueherkennung-der-fettleber-sollte-es-ein-umdenken-geben-2cde908f-e35f-4ef0-ad3d-1fe42e779c80

https://fenou.eu/blogs/news/die-leber-und-hormonuberschuss?srsltid=AfmBOoq1AeteU5DOGWURdfu55MtRld_gK931IXkPJrF-lvF0Ip9N1G5C

https://astridnoehring.de/die-leber-und-wie-sie-das-hormonsystem-beeinflusst/

17. Der Darm – sein Einfluss und die Wechselwirkungen

https://www.imd-berlin.de/fachinformationen/diagnostikinformationen/i-fabp-und-zonulin-zwei-serummarker-zum-nachweis-einer-gestoerten-darmbarrierefunktion

https://www-nwhealth-edu.translate.goog/news/be-well-the-hormone-digestion-connection/?_x_tr_sl=en&_x_tr_tl=de&_x_tr_hl=de&_x_tr_pto=rq&_x_tr_hist=true

https://xbyx.de/blogs/magazin/oestrobolom-darm-und-die-oestrogene

https://nobodytoldme.com/artikel/was-deine-darmbakterien-mit-deinem-oestrogenspiegel-zu-tun-haben/

https://genetisches-maximum.de/darmgesundheit/wie-dein-mikrobiom-deinen-oestrogenspiegel-beeinflusst/

18. Pflanzenstoffe – können helfen, aber nicht jedem

https://med-pro.org/lignane-wirkung-der-phytooestrogene-in-den-wechseljahren/

https://safralind.at/blog/die-goldene-hilfe-fuer-frauen-safran-bei-menopause-und-pms/

19. Schöne Haut – und der Einfluss von Hormonen und Co.

https://www.womanandhealth.at/gesundheit/hormone/hormone-und-haut/

https://www.besins-healthcare.de/ueber-uns/presse/hormon-mit-multi-power

https://www.thieme-connect.com/products/ejournals/pdf/10.1055/s-2002–35408.pdf

https://www.aesthetico.de/blog/hormone-und-haut-das-zusammenspiel-im-laufe-des-lebens/?srsltid=AfmBOopMmy5WaRlsYCGlVlMiZMVbepddjgibPOALw5IRF_md7t4RJiVe

20. Schöne Haare – oder: Wenn aus der Traummähne Problemhaare werden

https://www.endokrinologen.de/androgenetische-alopezie.php#:~:text=Die%20Haarwurzeln%20entwickeln%20eine%20Überempfindlichkeit,gleichermaßen%20für%20Mann%20und%20Frau.

https://menopause-zentrum.com/haarausfall-wechseljahre-vorbeugen/

https://www.beta-plastische-chirurgie.de/stress-und-aesthetikwie-stress-haut-haare-und-ausstrahlung-beeinflusst/

https://gynaesthetik.de/2025/06/25/wie-stress-deine-haut-beeinflusst-und-was-du-dagegen-tun-kannst/

21. Meine persönlichen Tipps für Sie

Vanessa Blumhagen und Anna Funck: *Gesund Stark Schön. So geht Frauengesundheit heute. Nie wieder Gewichtsprobleme, Verdauungsstörungen, dicke Augen & Co.* mvg 2023.

Die Autorin

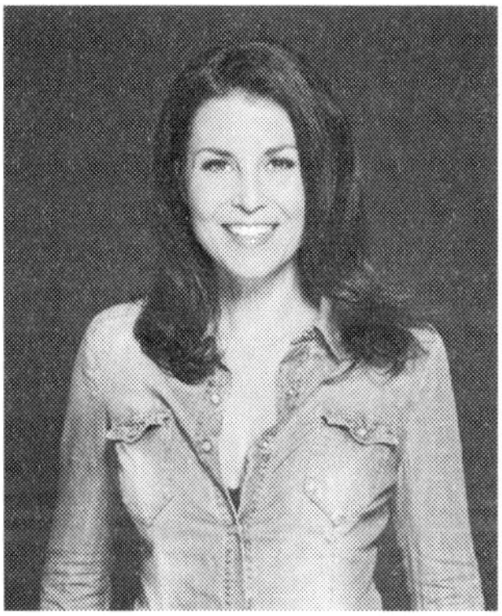

© Robert Recker

Vanessa Blumhagen, geboren 1977, arbeitete als Printredakteurin bei Medien wie der *Hamburger Morgenpost*, *Frau im Spiegel*, *BILD Hamburg* und *Revue*. In dieser Zeit begann sie, für unterschiedlichste TV-Sender Promithemen zu kommentieren. Daraufhin folgten Stationen beim WDR, bei den Morgenmagazinen von RTL, dem *SAT.1 Frühstücksfernsehen* und Auftritte in diversen anderen TV-Shows. Außerdem moderiert sie Veranstaltungen u. a. für ProSieben/SAT.1 und Filmpremieren wie *Bridget Jones* und *Willkommen bei den Hartmanns*. Als sie Anfang 30 war, wurde bei ihr die Autoimmunerkrankung Hashimoto Thyreoiditis diagnostiziert. Über ihre Erfahrungen mit der Krankheit und den Weg zurück zu einem normalen Leben schrieb sie die *SPIEGEL*-Bestseller *Jeden Tag wurde ich dicker und müder* und *Die Hashimoto-Diät*. Ihr Gesundheitsratgeber *Gesund, stark, schön*, den sie zusammen mit Anna Funck geschrieben hat, stand wochenlang auf der *SPIEGEL*-Bestsellerliste. Sie ist Gründerin von »Hashimoto Deutschland«, zertifizierter Gesundheits- und Schilddrüsencoach und lebt in Hamburg.

Stichwortverzeichnis